JN274546

幸せを引き寄せる
スピリチュアルヨーガ

若林淑子
Toshiko Wakabayashi

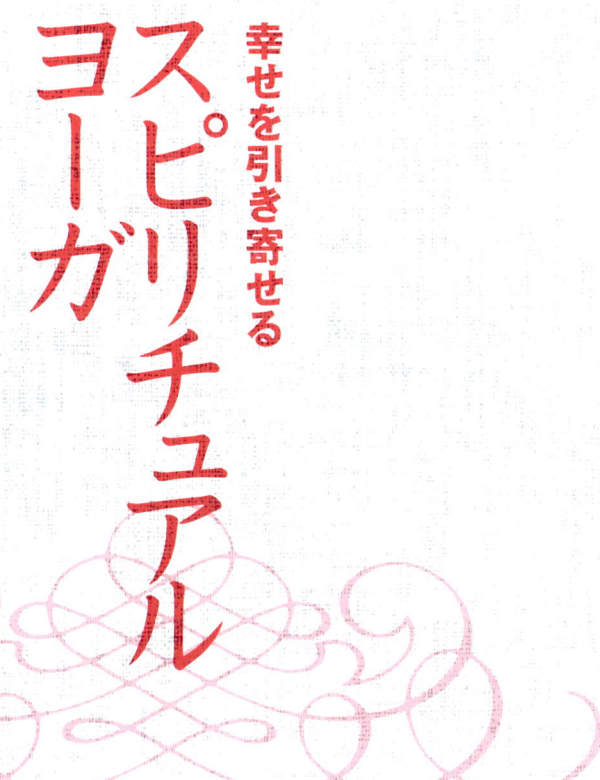

Art Days

幸せを引き寄せる　スピリチュアル・ヨーガ　目次

幸せを引き寄せる　スピリチュアル・ヨーガ

CONTENTS

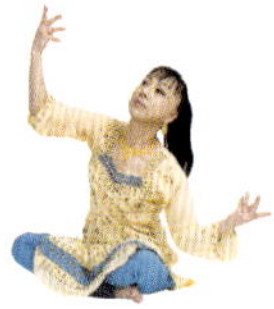

※DVDでご紹介しています。

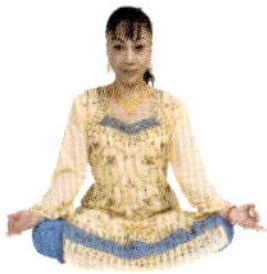

幸せを引き寄せる スピリチュアル・ヨーガ

CONTENTS

序章

ヨーガで再生した私

「ヨーガで再生した私」

神様！　どうしてこんな試練ばかり私に与えるのですか!?
ひどいじゃないですか！
私は、いつまで苦しむのですか？

これは以前、私が殴り書きした日記の一部です。
その頃の私は、一冊の分厚いノートに、毎晩その日の辛い出来事や気持ちを書き続けていました。今回この本を書くにあたり、かつて心身共にとても追い詰められていた私が、ヨーガによってどのように再生したのか――その心の在り方や変化をお伝えできればと思います。

当時の私は、人間関係から引き起こる様々な問題に悩みを抱えていました。それはモラルハラスメント。ストレートに言うと「大人社会のいじめ」です。きっとあの頃の私のようにいろいろな境遇で苦しんでいる方がいるのではないだろうか……。そんな方々の意識の変化に少しでも力になれればと思っています。

今、振り返ると自分の考え方の未熟さを大いに感じます。なぜ、同じ人間をあそこまで恐れていたのかと、なぜ相手の立場になって考えることができなかったのだろうと。私は、自分のことを中心に考え、自分に不利と思えることを与えた人に対して否定的に見ることしかできなかったのです。

人間の心は思い込みによって様々に変化します。簡潔に言うならば「良く思えば良くなり、悪く思えば悪くなる」のです。私の場合、恐怖心によるマイナス思考のせいで、自分で自分を追い込んでいったのです。

ここではっきり皆さんに申し上げたいことは、今は私にたくさんの経験をさせてくれた人に感謝の気持ちでいること。これは真実です。

私の体験をお話しましょう。

私が20代後半の頃。当時勤めていたスポーツクラブでは、度々吸収合併が起こり、私はその都度、過酷な体験を繰り返していました。企業の生存競争は常に私に葛藤を強いていました。私が生き残ってきた過程には、きっと善い行いも悪い行いもあったのではないかと思います。若い頃から、いつも場の中心にいてリーダー格だった私。どこにいっても、常にちやほやされる状況を当たり前だと思う、驕りのようなものがあったのかもしれません。そんな中、新たな合併が起こりました。私たちの会社は吸収され、私は新しい環境で、悩める日々を送るようになったのです。

最初はこんな出来事でした。新しい同僚が、私が紹介されている雑誌をデスクの上に放り投げ、「こんなにまでして、自分が有名だってことを知らせたいのかしらね」と刺々しい言葉を投げつけてきたのです。「えっ？　その雑誌、私が持ってきたわけじゃないのに！」。一瞬呼吸が止まり、「そうか。わざとしてるのか……。嫌がらせなんだ……」と分かりました。それからは会議から締め出されたり、待ちぼうけをくわされたり、お決まりの仲間はずれ。自分の人格を否定されるような出来事や、冷たく激しい言葉に、日々心と体が蝕まれていくのが分かりました。

相談しようにも、仲の良かった元の同僚や尊敬していた上司も、私と同じような状況だったのか、次々と会社を辞めていき、あっという間に、その部署に残っているのは自分だけになってしまったのです。何とかしてその辛い場から抜け出したいともがきましたが、無駄な抵抗でした。もがけばもがくほど深みにはまってしまうのです。動悸が激しくなるほどに怯え、恐怖に支配されていた毎日でした。

そして、ついにある日、突然レッスン中に音楽が聞こえなくなりました。

診断は「突発性難聴」。異常なストレスからなるそうです。その後まもなく、摂食障害が起こり、言語障害で言葉も出なくなりました。人前に出ることや人とコミュニケーションを取ることが大好きだった私が、人と話すのも、会うのも怖いのです。うまく喋れないために電話にも出ることができなくなりました。家の電話、携帯電話も電源を切り、誰ともまともに口をきけずに過ごす毎日。私はこうして自分で自分を消滅させていったのです。

今思うと、私自身の被害妄想がかなり関係していました。すべて自分の心の狭さから生まれた、未熟なマイナス思考による結果だったのです。

生きていく辛さに耐えられない自分。
体の不調、心の不調、精神状態の崩れ。
私はきっと、悲惨な顔をしていたんだろうな。

そんなとき、私を救ってくれたのが『ヨーガ・スートラ（ヨーガの経典）』でした。ヨーガを見直すことで、少しずつ自分が変化していったのです。

私は長い間、ヨーガをトレーニングのためとして取り組んできました。自分の体を美しくしなやかに保つために行う、単なる身体的エクササイズだったのです。でも、苦しい状況から逃げるように、毎晩『ヨーガ・スートラ』をひもとき、夢中で読み返し、その真髄にあらためて気づくと、ヨーガは私の中で別の大きな意味を持ちはじめました。

ヨーガとは自分自身を見つめる時間でもあります。ヨーガを行う中で、自分を静かに見つめてみると、「死んでしまいたい」と思うほどに弱っている私の、はるか上の方から、「まだ大丈夫、まだ大丈夫……」という不思議な声がするのです。「きっと乗り越えられる」という、自分を見つめるもう一人の自分の声を、はっきりと聞くことができるのです。

「結果には必ず原因があり、その原因は自分なのだ」。多くの偉人たちがそう言い伝えていますが、まったくその通り。身をもって体験しました。その環境にいるのも、様々な試練に出会うのも、自分が原因であること。自らを変えるのは自らであること。ヨーガを深く知ることで、やっとそれに気づきました。

私は怯えることをやめました。苦手な人が目の前に現れたときは、相手を空気のように見るようにしたのです。見透かす――相手を貶《おとし》めるような気持ちではなく、そこには結局何もないのだから、恐れる必要などないという気持ちです。

もちろん簡単なことではありませんでした。心が動揺するような出来事が起きたときは、自分を落ち着かせるために深く呼吸をしようとしても、最初は胸が苦しくてなかなかできません。そういうときは「できる！　私は大丈夫に決まってる！」と声に出して言いました。それを続けることで、私の魂は少しずつ回復しはじめました。1年くらい経ったでしょうか。いつのまにか言語障害も治り、食事も美味しくいただけるようになり、難聴も完治しました。すると不思議なもので、周りの人たちが私を助けてくれるようになりました。仕事に対する協力者も次々と増え、そうなると周りの人が本当に優しく感じられたのです。


空に向かって話しかけました。

「なぜ人生はこんなに辛いのでしょう」

空は答えてくれました。

「もし人生が簡単なものだったら、
いったいあなたは何を学ぶために生まれてきたのかしら?」


今、私は穏やかな日々を送っています。もちろん日々を送っていれば、人の言葉や態度に心傷つくこともあります。でもそんなとき「学びの時間が来た……」と思います。そう思うと、それを与えてくれた人に対して、嫌悪感どころか親しみさえ覚えるようになりました。ヨーガから学んだ数々の経験と智慧を常に心に留めておくことにより、自分を見つめ、落ち着いて真の自分と向き合うことができます。また、自分と同じように相手を見ることもできるようになってきます。

私はヨーガによって困難を克服し、ヨーガの考え方や実習によって精神的にも肉体的にも健康を回復し、新たなる明るい道を開きました。今は、その経験というチャンスを与えてくれたあのときの人々に感謝しています。

「あなたに出会わなければ私は成長できなかった……。あなたが私を全身全霊で成長させてくれたのですね。ありがとう……」。

人は経験した後にこそ成長できます。楽しいことも辛いことも経験しなければ分かりません。そしてその経験を与えてくれるのが、自分の周りの人や環境なのです。起こることすべてが、良いも悪いも自分の成長のプロセスであると認識できれば恐れなどなくなります。「物事が起こり変化する」ことはあたりまえで無駄なことはないのです。それを芯から理解できるならいつでも「人生薔薇色」になるのです。


ストレス過多の現代社会にあって、人は心と体に様々な負担を強いられています。そんなとき、ヨーガが伝えんとしている智慧の数々は必ず役立てられるはず。私はこれから先、ヨーガから学んだ数々をもとに、たくさんの方にヨーガクラスや講話会、そしてこのＤＶＤブックを通じて、精神的にも肉体的にも健康であっていただけるよう、指導を続けさせていただきたいと思っています。

それは広い宇宙においては些細なことかもしれませんが、一生をかけて進む道と信じ、誇りと勇気を持って歩み続けていきます。

Chapter1

スピリチュアル・ヨーガって なに?

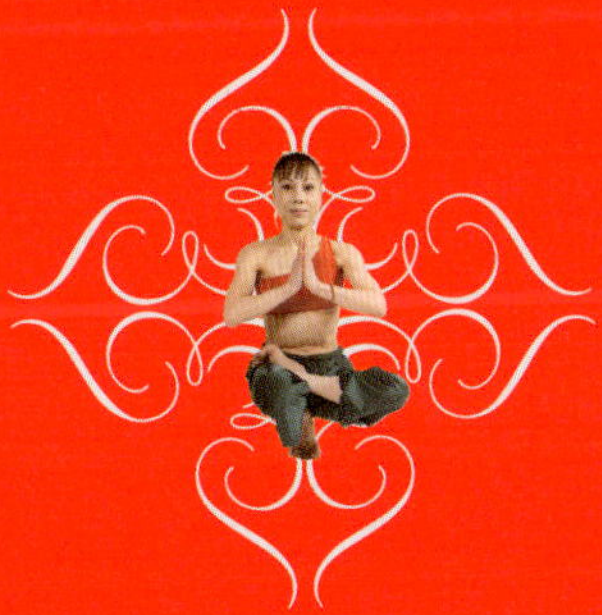

心と体を浄化し、美しく健康になる具体的秘法
——ヨーガのすべてをご紹介しましょう

ヨーガがもたらす心と体の調和

みなさんの心と体は健康ですか？　晴れ晴れと澄み切った毎日を送っていらっしゃるでしょうか？　私たちの心と体は密接につながっていて、たとえば悩みやストレスをかかえていると、体調もすぐれず、また、体が病気のときは、心も不安や不調を感じてしまうものです。

私たちは日々さらされるストレスで、体の様々な部分に緊張を持つことになり、それが続くとやがて自律神経失調症などの病に陥ってしまうことも少なくありません。最初にお話したように、私もかつてはひどいストレスで耳が聞こえなくなり、さらには摂食障害や言語障害にもなりました。そんなとき、ヨーガが私を救ってくれました。ヨーガがあったから、今私は在ります。

私たちの心と体がばらばらになり、不調に陥ったとき、ヨーガは偉大な効果をもたらします。なぜなら、すべてのヨーガには、心と体に積極的な健康をもたらすための具体的方法が定められているからです。

すべてのヨーガは、心と体の調和や安定を得ることを目指しています。そもそも「ヨーガ」という言葉自体「つなぐ」「調和」「軛（くびき）」「統一」といった意味があり、根本的には「結合する」ということ。ヨーガは一人の人間の肉体ばかりでなく精神や魂も合わせて、すべてを向上・調和させていく修業なのです。ヨーガのもたらす心と体の調和は、みなさんに心地良い静寂と平和を感じさせてくれるはずです。

もしあなたが、穏やかな心で幸せを感じているのなら、スピリチュアル・ヨーガを行ってもっとその幸せを膨らませてください。もしあなたが、自分の人生が思い通りにならないと考え、恐れや苦しみの中にいるのなら、スピリチュアル・ヨーガによって恐れを捨て、苦しみを解消し、幸せを引き寄せる方法を実践していきましょう。

スピリチュアル・ヨーガの効果

美しく引き締まった健康な肉体を手に入れるための手段として、身体的、肉体的なヨーガを行うというのなら、ヨーガはとても効果的です。ヨーガを行うことで、体の歪みがとれ、基礎代謝が上がるため、脂肪が燃えやすく、つきにくい体になります。血液循環が良くなるため、内臓機能が高まり、病気になりにくい体をつくり、内分泌腺に再生効果を与え、体全体を若返らせる効果も期待できます。ヨーガはあなたの肉体を美しく健康にしてくれるでしょう。

でも、それだけではありません。ヨーガは、あなたの知性や精神面にも大きな影響を与えます。ヨーガのアーサナ（ポーズ）や呼吸法、瞑想を正しく行うことで、判断力、集中力、創造力等が活性化します。ヨーガは感情をコントロールする具体的な方法を教えてくれますから、少々のストレスにも負けないようになるでしょう。続けることで自然にあなたの心は落ち着き、精神は強化されていくはずです。

まだあります。スピリチュアル・ヨーガを行うと、心も体もすっきりと軽くなります。ヨーガでリフレッシュした心と体には、ポジティブで優しいエネルギーが満ち、それは周りにも影響を与えます。

こんな例があります。実は私、スーパーのレジで実験をしてみたことがあるのです。混みあったレジ前で、人を押しのけて我先に前に進もうとしてみると、押された相手はすごい形相で押し返し、あたりはいっそう殺伐としたムードに（押しのけてしまった方ごめんなさい）。でもしばらく時間をおいて、今度は「どうぞお先に」とにこやかに譲ってみると、「いえいえ、そちらこそどうぞ」とあたりにはなごやかな譲り合いの空気が生まれました。

体調も良く、気持ちが澄み切っているときは、不思議と他人にも優しくなれるものです。そんなときにあなたが発する波動は、自分と自分をとりまく世界を暖かく調和させる素晴らしい力となります。たとえば、『太陽と風』のお話を覚えていますか。旅人のコートを脱がすのは、激しく吹きつけた風ではなく、優しく暖かい日差しで包んだ太陽でした。健康なエネルギーはこの太陽のようなものなのです。

スピリチュアル・ヨーガは、あなたの心身を健康にするだけでなく、あなたに自身のポジティブなエネルギーを導き出してくれるのです。

ヨーガの起源

ヨーガの起源は今から4〜5千年前のインダス文明まで遡ると言われています。インダス河流域のモヘンジョ・ダーロなどの古代遺跡から、シヴァ神を表していると思われるヨーガ・アーサナ（ロータス・蓮の花のポーズ）の坐像のようなものが発掘され、その頃からヨーガの瞑想や呼吸法などが実践されていたのではないかと推測することができたのだそうです。

ヨーガといえばアーサナ（ポーズ）——日常ではありえないような不思議で独特のポーズを連想される方も多いのではないでしょうか？　アーサナは美容や健康に非常に高い直接的な効果があるため、千年ほど前から徐々に「ヨーガ＝アーサナ（ポーズ）」というイメージが浸透していったと言われています。けれども、ヨーガはアーサナだけではありません。肉体だけではなく精神や魂も合わせた修行なのです。

ここで一般的に言われるヨーガの流派を簡単にご紹介しましょう。

ヨーガの流派

ハタ・ヨーガ 身体の生理的操作により 真理を追究する	**ラージャ・ヨーガ** 八部門行法により心（精神）の 動きを制御し止滅させる
ジュニャーナ・ヨーガ 真理を哲学的に 追究する	**クンダリニー・ヨーガ** 超心理的な現象を 特色とする
マントラ・ヨーガ 真言を唱える	**ラヤ・ヨーガ** 心霊的瞑想により 心の働きを鎮める
ヴィヤーヤーマ・ヨーガ 体育を目的とする	**バクティー・ヨーガ** 神への信愛に専念する
カルマ・ヨーガ 社会的に義務を果たす （結果や報酬、見返りにこだわらない）	**ディヤーナ・ヨーガ** 瞑想によって真理を悟る

これらの流派ははっきりとした区別があるのではなく、ヨーガ行者はさまざまなヨーガを組み合わせて実践します。これから皆さんと行うスピリチュアル・ヨーガはハタ・ヨーガとラージャ・ヨーガ、ディヤーナ・ヨーガをベースとしています。

ヨーガの教え

ヨーガ哲学は、紀元前4～2世紀頃にパタンジャリが著した『ヨーガ・スートラ』を通じて代々伝えられてきました（私の一生涯のバイブルです！）。パタンジャリはヨーガのシステムを生み出したというより、さらに遡った時代からあった古い経典を体系化しました。

その体系は八つの部門から成り立ち、精神と感覚器官をどのようにコントロールすれば至福の境地に至り、苦しみや恐怖、さまざまな欲望や執着から解放されるのか――つまり、心と体を健やかに、平穏に保つ方法が明確に示されています。

では、現在行われている様々なタイプのヨーガすべての基本、根本をあらわすヨーガの体系についてふれていきましょう。

ヨーガの体系

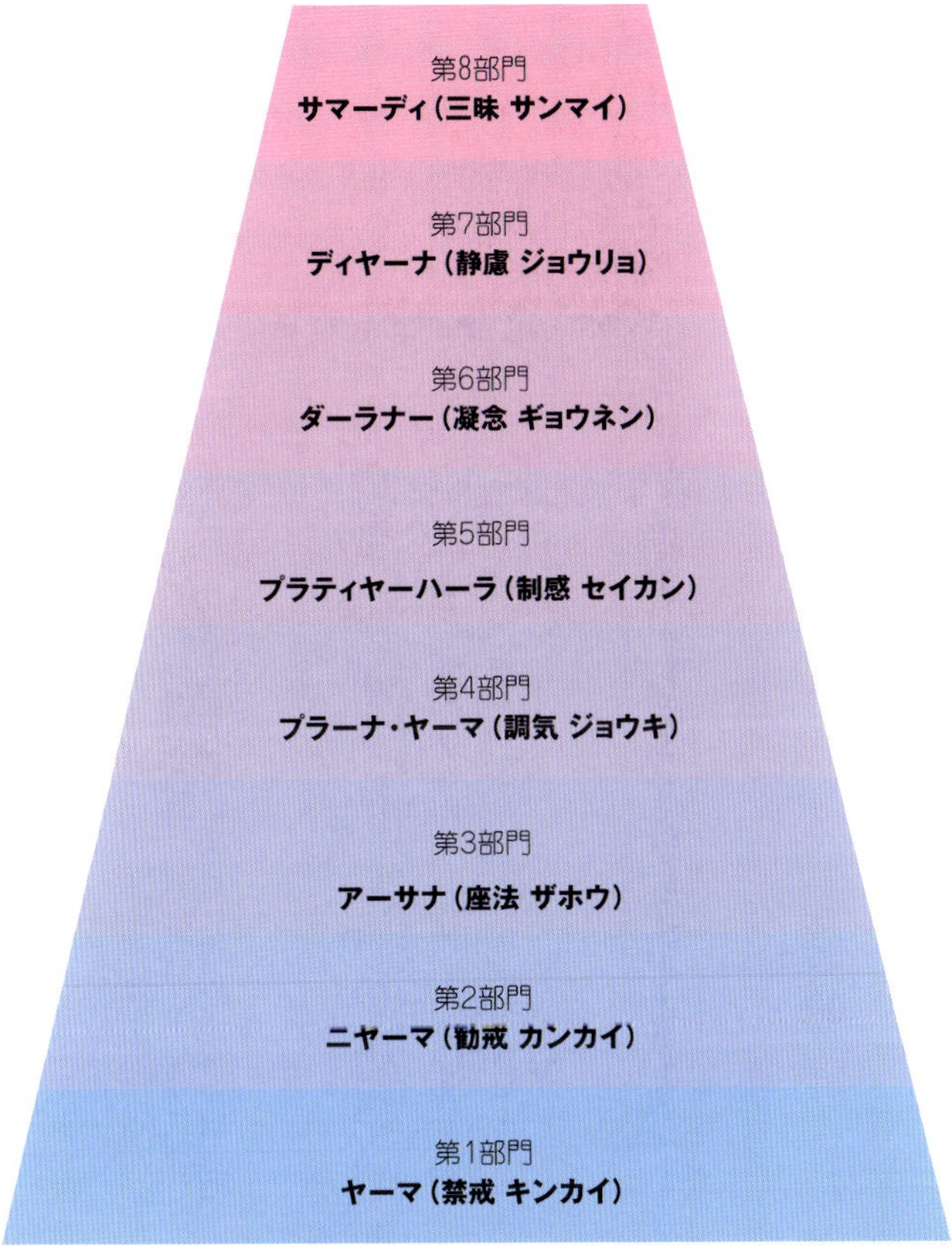
第8部門
サマーディ（三昧 サンマイ）
第7部門
ディヤーナ（静慮 ジョウリョ）
第6部門
ダーラナー（凝念 ギョウネン）
第5部門
プラティヤーハーラ（制感 セイカン）
第4部門
プラーナ・ヤーマ（調気 ジョウキ）
第3部門
アーサナ（座法 ザホウ）
第2部門
ニヤーマ（勧戒 カンカイ）
第1部門
ヤーマ（禁戒 キンカイ）

精神と肉体の浄化

ヤーマとニヤーマ

第1部門のヤーマは慎むという意味で自分自身とのかかわりを学びます。つまり精神の浄化です。①アヒムサー（非暴力・自分も含め生きとし生けるものを言葉や思考や行為によって傷つけない態度）②サティヤ（正直・自分にも人にも誠実で、隠し立てのない一生を送る能力）③アステーヤ（不盗・羨望や嫉妬などを抱いたりしないという教え）④ブラフマチャリヤ（梵行・五感を節制し、性欲や食欲などに耽溺《たんでき》しないこと）⑤アパリグラハ（不貧・物を手にしてむさぼる心を持たず、多量に溜め込もうとしたり、より多くを渇望したりしないこと。いわゆる執着を捨てる教え）という五つの道徳律に分けられます。

第2部門のニヤーマは内面的、外面的な自己の浄化と満足を知ること。これも①シヤウチャ（清浄《しょうじょう》・内面の心を磨くことと外見を清潔に保つこと）②サントーシャ（知足《ちそく》・次々と湧き出す本能的な欲求を絶滅すること）③タパス（苦行《くぎょう》・心を強く保ち、努力を続けること。自己鍛錬）④スヴァーディヤーヤ（聖典読誦《せいてんどくじゅ》・聖典の学習）⑤イーシュヴァラ・プラニダーナ（信仰）という五つの規律に分かれます。

人間誰しもが様々な葛藤を抱えて生きています。やたらと要領のいい同僚に腹を立てたり、人気者の友人を羨ましいと思ってしまったり。そんなことはあまり考えないという方でも、たとえばストレスでいっぱいのとき、つい周りにあたってしまったという経験くらいはお持ちではないでしょうか？　また、必要としない食品や洋服、化粧品を買い込んだり、人が持っている物が欲しくなったりすることはありませんか？私も以前は、よくお得な物を買い込んだ経験がありますが、「むさぼりの心」そのものだと我ながら苦笑してしまいます。

ヤーマとニヤーマは精神と肉体を浄化し、欲望や執着に溺れないようにする精神の教えです。簡単には捨てられないものではありますが、そのために自己をコントロールする術をヨーガによって学んでいくのです。具体的な自己鍛錬法としては、次のアーサナ（ポーズ）やプラーナ・ヤーマ（呼吸法）、ディヤーナ（瞑想）があります。

精神と肉体をコントロール

アーサナ／プラーナ・ヤーマ／ディヤーナ

ヨーガのポーズであるアーサナは「スティカ・スカム（安定して快いもの）」と定義されています。慣れないアーサナも、続けるうちに気持ち良く心と体に働きかけていくことでしょう。そうなれば、プラーナ・ヤーマ（呼吸法）とディヤーナ（瞑想）に入る準備が整い、心も体も心地良くコントロールすることがいずれできるようになります。

プラーナは呼吸、エネルギー、気、生命力という意味で、ヤーマは伸ばす、拡大という意味。意識的な呼吸法は、生命エネルギーを制御しコントロールします。

プラティヤーハーラは外界の刺激から五感を引き離すこと。いわば感覚のコントロールで、思いを無理に締め出すのではなく、執着しないことを学びます。

私たちはたいてい、美味しそうな匂いがしたら「それが食べたい！」と思うし、素敵なものを見つけたら「これが欲しい！」と思います。いやなことを聞けば落ち込むし、誉められると嬉しい。五感によって日々喜んだり、悲しんだり、怒ったりしているわけです。かつてヘレン・ケラー女史が話した偉大な言葉が、今も語り継がれているそうです。「私は耳が聞こえず、目が見えなかったおかげで、いやなことを聞くことも見ることもせずにすんだのです。すべてを心で純粋にあるがままに感じるだけです。ですから私はこのような体に生まれてきたことに感謝しているのです」と。

プラティヤーハーラで執着から解放されると、音や痛み、匂いなどの感覚に翻弄されることのない深い純粋な集中（ダーラナー）が得られます。そしてこのプラティヤーハーラとダーラナーの組み合わせによってディヤーナ（瞑想状態）に入ることができ、サマーディはすべてのヨーガの目標――意識がひとつに統一された状態で宇宙との合一を意味します。

これからご紹介していくのはアーサナ（ポーズ）とプラーナ・ヤーマ（呼吸法）、ディヤーナ（瞑想）の具体的な方法です。アーサナ中においては呼吸が流れるように行われ「動きながらの瞑想」となりますが、ポーズ、呼吸法、瞑想それぞれを、日常生活での精神と肉体のコントロールに役立てる方法も、後ほどお話していきましょう。

生命エネルギー

プラーナ

プラーナ

ヨーガ行法の中心となるのは、プラーナという生命エネルギーの流れです。

プラーナは目に見えない微細なエネルギーで、日光や空気や食べ物等に乗って運ばれ、あらゆる物質に生気を与えます。ヨーガの呼吸法は、多くのプラーナを身体に取り入れ、蓄えるために行い、それによって心身に活力が湧いてきます。

ヨーガでは、人間には肉体の他に、その肉体を取り巻く別の身体があると考えます。それは、エーテル体（生命体）、アストラル体（幽体、微細体）とコーザル体（原因体、種体）。エーテル体は生命体とも呼ばれ、これが肉体と結びついているおかげで、私たちは生きているのです。アストラル体はその人の持つあらゆる思考や意志世界を伴った幽体で、オーラとして現れます。プラーナはこのアストラル体、エーテル体と肉体を結ぶ生命の絆のようなものです。

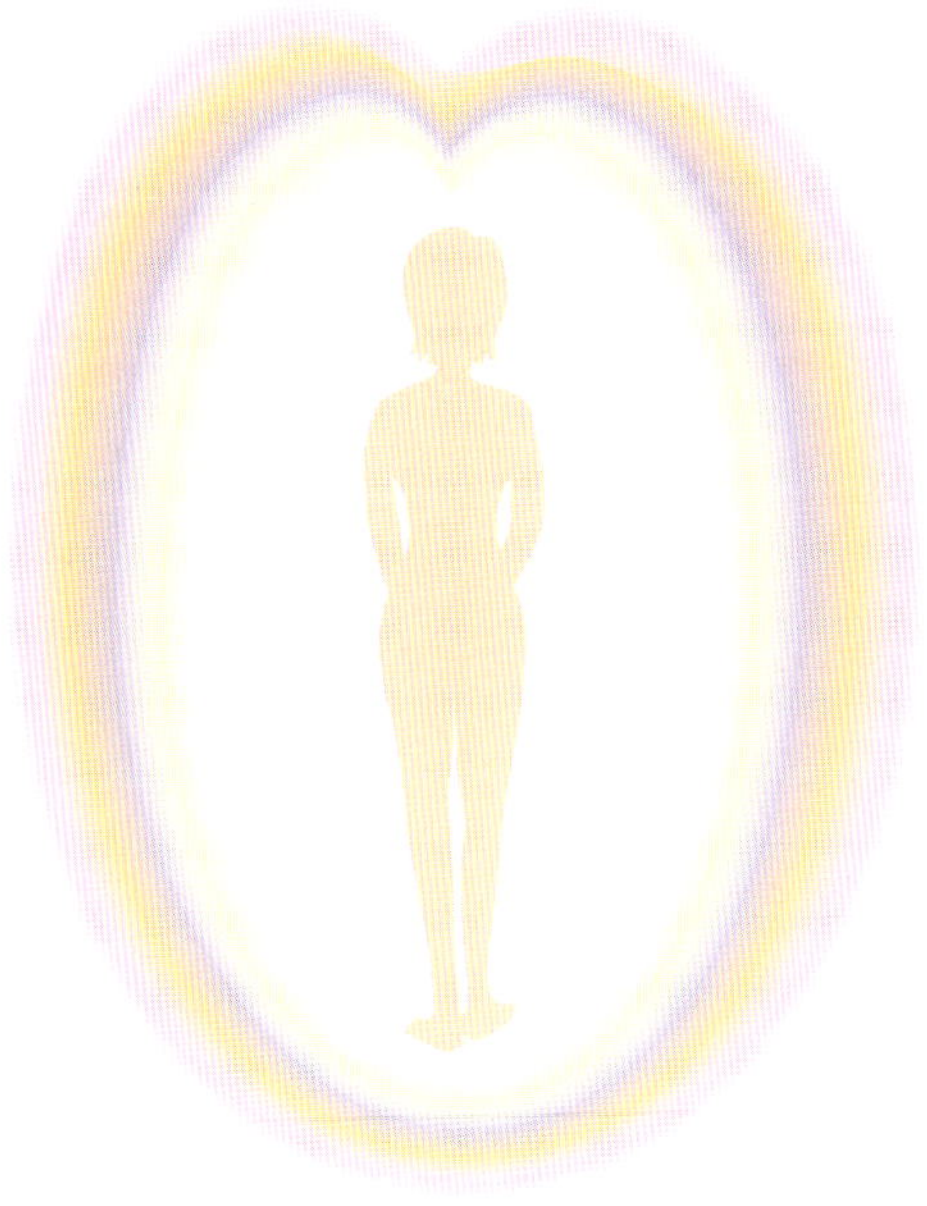

アストラル体は、その人のオーラとして現れます。

ナーディ

プラーナは主にアストラル体にあるナーディ（神経節）の中を流れます。ナーディが詰まるとプラーナがスムースに流れなくなり、心身の健康が損なわれるため、アーサナ（ポーズ）とプラーナ・ヤーマ（呼吸法）は、このナーディを浄化するために行うのです。

ヨーガの世界では、およそ7万2千のナーディがあると言われています。このナーディの中でもっとも重要なのが、私たちの肉体の脊髄にあたるスシュムナー。さらにそれを取り巻くように交感神経節にあたる二つのナーディが走ります。スシュムナーはエネルギー経路の中心となり、プラーナが駆け上ることで、自律神経の働きが整い、心身が浄化されます。

バンダ

プラーナ・ヤーマ（呼吸法）によりプラーナが体内を流れるとき、エネルギーが途中でもれることなく運ばれるようにする方法がバンダです。バンダは「ロック（締めつけ）」「つかむこと」を意味し、バンダをコントロールすることで、プラーナはさらに増えていきます。

心の七つのポイント

チャクラ

ヨーガ実習を日々行うことにより「心のコントロール」ができるようになってくるとお話してきましたが、では心とはどこにあるのでしょうか。現代では脳の中にあるとも言われますが、古代では尾骨から背骨を通り、頭蓋骨までの1本の管の上にあると考えられていました。つまり、体には上から下まで心があるというわけです。

心には主要な七つのポイントがあり、それがチャクラ。サンスクリット語で「中心」「軸」といった意味です。チャクラはアストラル体におけるエネルギーセンターでスシュムナー上に位置します。心と体が互いに関係しあい、エネルギーが出入りするための体の中心点で、七つとも思考、感情、行動、ツボ、ホルモンをつかさどっています。このエネルギーは渦を巻いて出たり入ったりしていますが、流れが滞ると精神、感情、肉体などへの悪影響が生じ、病気の原因にもなってしまうのです。

心には形はありませんが、「想念波動」というエネルギーを放射し、常に動いているのです。

七つのチャクラ

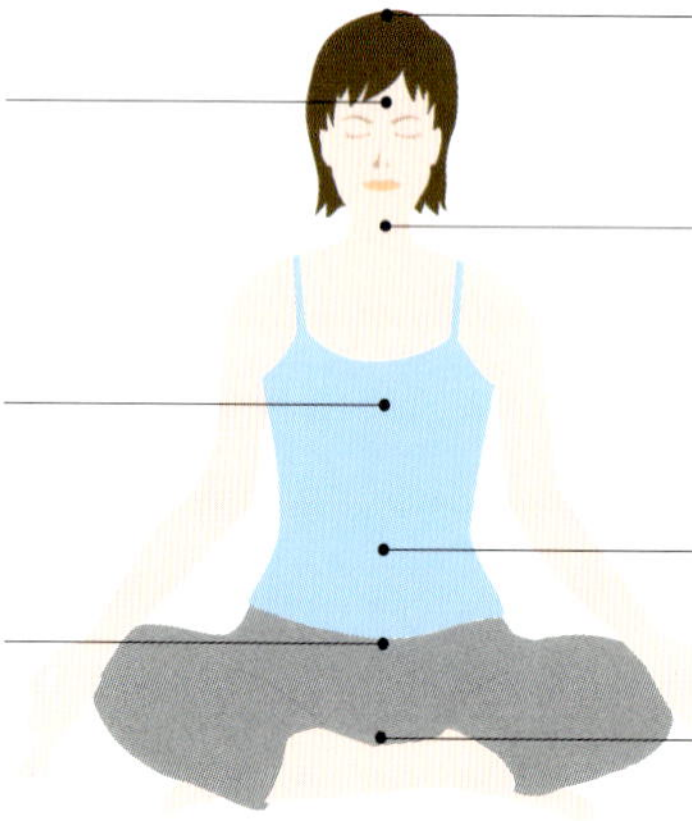

チャクラは創造の5要素（元素）、地、水、火、風、空に通じてます。各要素には生命エネルギーが凝縮されていると考えられています。五つの要素は固い「地の要素」からはかない空、そして「宇宙の要素」へ通じていきます。チャクラの体系もそれに似た仕組みになっていて、基底の第1のチャクラの「地の要素」から最上部の二つのチャクラ「宇宙の要素」へと通じていきます。また、チャクラはそれぞれ色を持っています。

七つのチャクラ

チャクラ	色	場所	意味	身体的関連機能	創造の要素
第7のチャクラ **サハスラーラ・チャクラ** (神性のチャクラ)	紫	頭上	知識 超意識 神聖 予知 無限	頭脳	宇宙
第6のチャクラ **アージュニャー** (直観力のチャクラ)	藍	眉間	直感 透視 霊的	目、神経系	宇宙
第5のチャクラ **ヴィシュッダ・チャクラ** (意志疎通のチャクラ)	青	喉 (喉頭の近く)	表現 真実 インスピレーション	喉、首 音声	空
第4のチャクラ **アナーハタ・チャクラ** (慈愛のチャクラ)	緑	心臓 (胸の中央)	愛 思いやり 一体感	心臓、肺 免疫システム	風(空気)
第3のチャクラ **マニプーラ・チャクラ** (変容のチャクラ)	黄	膵臓 (へその辺り)	知性 個性 責任感	消化器系 胆のう 肝臓	火
第2のチャクラ **スヴァーディシュターナ・チャクラ** (創造のチャクラ)	オレンジ	前立腺、 子宮の辺り (へその下)	創造 感情	脾臓、膀胱	水
第1のチャクラ **ムーラーダーラ・チャクラ** (基底のチャクラ)	赤	体の基部と なる会陰部 (肛門と生殖器の中間)	生命 意思 受容	腎臓、血液 リンパ系	地(土)

幸せを引き寄せる私の日課

朝、早めに起きて、まず玄関とベランダのお掃除をします。これをすると心がすっきりします。少し動くので寝起きのむくんだ顔も引き締まり、一石二鳥。風呂で水を浴びて身を引き締め、化粧をし、髪をキュッと縛ります。鏡に向かって「今日も綺麗よ」とニコッと微笑みます。キッチンでショウガたっぷりの暖かいチャイを作り、ホッと一息。「平和で幸せだ……」と声を出して一言。すべてがクリアです。心も体も……。

用意を済ませ自転車に乗って会社へ出勤。途中、氏神様にお参りをします。「今日も元気です。ありがとうございます。私はとても幸せです。感謝いたします」。神社の大きな木々に触れ、見上げ、木から「気」をいただく。美味しい！　最高に気持ちいい。子供の頃、山に住む仙人は霞を食べて生きているという話を聞いたことがありますが、仙人が食べていた霞は「気（プラーナ）」だったのだ！と確信する一瞬です。

今、ヨーガのクラスや講話を通じたくさんの人々と出会い、共に時間を過ごし、楽しくて気楽な人生を分かち合っています。

ヨーガを始めとした様々なクラスに参加してくださる方々への私の気持ちは「愛」そのものです。邪念が去り、このひとときを共有できる喜びに感謝しながら、ただひたすら参加者の皆さんが気持ち良く楽しく過ごせるように一心にクラスに集中します。どうしてそんな気持ちになるのか自分でも不思議に思います。とにかく幸せを感じ、胸がいっぱいになるのです。

クラスに参加されなくたって、すれちがうときに笑顔で挨拶を交わしていただいたり、お話させていただいたりするときも同じです。中には「若林さんのクラスには参加してないから……」と、すまなそうにおっしゃる方もいらっしゃるのですが、それは違います。触れ合えるその一瞬が嬉しいのです。微笑を交わすだけでいいのです。共有できる時間が嬉しい。そんなとき、心はクリアで幸福感に満ち溢れ、自分のことが大好きになります。

Chapter2

スピリチュアル・ヨーガを はじめる前に

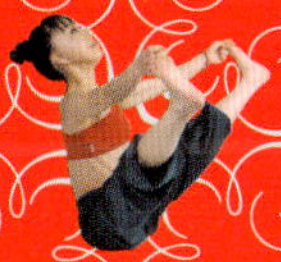

新たなあなたと出会うために
心と体の準備をしましょう

自分を見つめる時間

私たちは相対する世界に生きています。そのため、常に周りを気にし、周りに合わせて生活し、ストレスがたまってしまうことも少なくありません。スピリチュアル・ヨーガは自分を見つめる時間です。周りに気をとられず、自分自身を見つめ、集中することを学びます。自分を自分の分身のように見つめてみます。そして自分の体と対話をしながら進めていくことが大切です。

自分以外の人は本当によく見ることができます。良いところも悪いところも、細かい癖までも。「あの人、ああしたらもっと素敵になるのに」とか、「明るい性格だけど一瞬陰を感じるな」など、観察力も冴えています。ときには他人の悩み事に対して「なんであんな小さなことにこだわって悩んでいるんだろう?」とおかしく思ったりして。また、悩み相談を聞いてあげて、「我ながら素晴らしいアドバイスをした!」と思うこともあるのではないでしょうか。

他人のことは良くわかるもの。なぜなら自分のことではないのでゆっくり落ち着いて冷静に判断し、考えることができるから。言い方は良くないかもしれませんが、他人事なので少し気楽に考えられるし、余裕があるのでいろいろな面から物事の対処法を考えられるのです。

でもそれが、自分のこととなったらどうでしょうか？　近くにいすぎてというよりも、自分が自分の中に入ってしまっているので、客観的に捉えることができないのです。

ヨーガは、一歩自分から抜け出して自分を少し離れたところで見ることからはじめます。じっくり見てください。集中して見つめてください。自分を見つめることで、様々な発見があるはずです。たとえばストレスや悩み、不安や不満が体にかける負担。「いつも無理しているこの場所が痛い」「左はできるのに右はできない」「ここまでは大丈夫だけどこれ以上は苦しい」など。そのひとつひとつを見つめ、対話していきましょう。ヨーガはあなた自身をねぎらい、やさしく話しかける時間なのです。

自分の背中を見てみましょう……美しい後ろ姿ですか？

無理せず、がんばりすぎず

「まず、無理をしないこと」。ヨーガをはじめる前に、私は必ず皆さんにこう言います。「もうちょっと！」「もう少しできる！」ではなく「気持ちの良い」ところまで。柔軟性や筋力やバランス能力を上げようと、自分の体と精神を競い合わせてはいけません。アーサナ（ポーズ）を行うときは、完璧にこなそうとする執着心を持たないことが大切。ヨーガには、「執着を捨てる（8部門のヤーマ・アパリグラハ」という教えがあったことを思い出してください。

「〜しなければならない！」「こうでなければいけない！」という思いは、自分の思い通りになれば良くて、ならなければ悪いということです。こうした考え方は、そうならなかった場合の不安や恐怖心を生み、自らを苦しみの中に落とし込む執着心へとつながっていきます。

がんばってはダメと言っているのではありません。自己鍛錬はヨーガのなかの大切な教えです。信念を持って、努力を続け、何かをやり通すのはとても素晴らしいこと。ましてやりとげたときの喜びや感動はその人の人生をより輝かせることでしょう。ただそれが達成されたとき、今の状態から「もっと！」、他の人よりも「もっと！」と思ってしまうことはないでしょうか。この「もっと！」が問題。比較し続けることで、やりとげた喜びや感動がいつしか足りない「幸福」となってしまうのです。

アーサナ（ポーズ）は体を健康に保つために行うもの。できなくて結構！　そして疲れたら休みましょう。休む時間やくつろいでいる自分を見つめて楽しみ、自分を理解して休んでいる自分を誉めましょう。

それに「ああ、今日もやらなくっちゃ！」とがんばってしまうと、いつしかそれがストレスとなり挫折――なんてことがよくあります。やりたくない日はやらなくてもOK。無理なく気楽にやることが長く続けるコツでもあります。

スピリチュアル・ヨーガの実践によって、私たちは執着しないことを学びます。どこまでやるかが問題ではなく、ありのままの自分を見つめ、コントロールする術を学ぶのです。それができるようになると、自然にその習慣が自分自身の生活に反映します。日常生活も無理せず、がんばりすぎず、気楽にいきたいものです。

【Q&A】
ヨーガで美しい体がつくれるわけ

Q なぜ脂肪が燃えやすくつきにくい体質になるのでしょうか？

A スピリチュアル・ヨーガのアーサナ（ポーズ）を続けることで、姿勢をどのようにして安定させるかということが自然と身についていきます。安定させるには普段あまり使わない体中のたくさんの筋肉をくまなく使い、中でも高重力筋*を使います。高重力筋には脂肪をエネルギーとする遅筋が多く含まれているため、脂肪が燃えやすく、つきにくい体質になります。

遅筋／持続的な力を必要とする運動に使われる筋肉。脂肪をエネルギーとする。

＊高重力筋は姿勢を保つための筋肉で遅筋を多く含む。高重力筋を鍛えることで、遅筋繊維を増やし脂肪を燃やしやすく、つきにくい体質をつくる。

速筋／瞬発的な運動に使われる筋肉で主にブドウ糖をエネルギー源とする。

Q　なぜ血行を良くし、冷え性に効果があるのでしょうか？

A　東洋医学では、冷えは、腹部のこりや緊張から引き起こされやすいと考えられています。スピリチュアル・ヨーガでは、体の緊張を取りほぐして血行を促進させます。血液によって運ばれた栄養分や酸素によって、細胞はエネルギーを発牛させ、体温が上がります。つまり、身体が温かいということは、その部分の血行が正常で十分な栄養分が行き渡り、細胞が元気で新陳代謝がいいということを示します。逆に血行が悪い時は新陳代謝が悪く、脂肪は新陳代謝の悪いところからついていくもの。ですから冷え性の人は全身に脂肪がつきやすいと言われています。

Q　なぜ歪みがとれるのでしょうか？

A　歪みが取れると代謝がアップし、美しい体になります。なぜでしょうか？日頃、無意識に行なっている猫背や片足に体重をかける姿勢、足を組むなどからも歪みは起こります。人間の体を家に想定してみましょう。背骨は大黒柱、骨盤はその基礎である土台と考えられます。骨盤の歪みは、家の基礎（土台）のバランスが崩れていること、背骨の歪みは大黒柱が傾いていることを意味します。スピリチュアル・ヨーガではいつも背中を意識して肩甲骨周りを動かします。なぜなら、左右の肩甲骨周りの弾力がなくなると肩甲骨が開き、そうなるとバランスを取るために自然と背骨が曲がって固くなってしまい、骨盤が下がり歪みが生じます。バランスの悪い体を支えるためには、余分な力を入れて過ごさなければなりません。それは、過剰な筋肉トレーニングを常に行っているのと同じで、筋肉は疲労し、血行が悪くなり硬くなります。そうなると代謝も悪くなり脂肪がつきやすくなります。

スピリチュアル・ヨーガは、高重力筋を鍛えることにより、正しい姿勢を保つ力を養います。代謝をアップするだけでなく、歪みを根本から解消していくのです。

Q　なぜ代謝アップするのでしょうか？

A　誰にでも代謝の良い部分と悪い部分がありますが、それはよく使う筋肉とあまり使わない筋肉があるからです。一般的なエクササイズは、普段動かしている筋肉をさらに動かして、基礎代謝をアップしようとするものが多いのですが、日常的に使用している筋肉は、常に刺激されているので、なかなか脂肪燃焼や代謝アップに結びつきにくいものなのです。スピリチュアル・ヨーガでは、様々なアーサナを取りながら、普段使用していない小さな筋肉（インナーマッスル）を鍛えていきます。ゆえに基礎代謝力が高く、脂肪のつきにくい体質になっていくのです。

Q　なぜ内臓が健康になるのでしょうか？

A　内臓脂肪は内臓を保護したり温めたりするためにつきます。でも必要以上についてしまうのは問題。ストレスによる緊張や、食べ過ぎなどにより消化作用が悪くなると、内臓の筋肉が疲労し、運動機能も低下。内臓の代謝が悪くなります。つまり筋肉が硬くなり、血行も悪くなり正常に働かなくなってしまい、必要以上の脂肪が内臓についてしまうのです。

スピリチュアル・ヨーガでは、内臓を刺激して元気にさせることを目的としています。前屈やひねりなどを中心に様々なポーズで内臓を刺激、圧迫し適度な刺激をもたらします。また、そのようなポーズで呼吸を行うため、腹筋や横隔膜によるマッサージ効果が引き出せます。そしてポーズによるお腹への圧力で、内臓の汚れた血液を押し出し、きれいな血液を呼び起こして元気な内臓をつくっていきます。

はじめる前の準備と注意点

スピリチュアル・ヨーガをはじめる前に、以下の点に注意しましょう。

準備

①食事や入浴の前後は避けましょう。

食後2~3時間以上あけるようにします。入浴直後のレッスンは避け、体を少し休ませてから行いましょう。レッスン後も少し休憩し、30分以上あけてからゆっくり食事や入浴をしましょう。

②楽な服装で行いましょう。

動きやすい、伸縮の効くストレッチ素材の物がいいでしょう。また、レッスンは基本的には、裸足で行います。

注意点

①呼吸と動作を一致させ、常に呼吸を止めないように行いましょう。

基本的に、指示による呼吸法で行いますが、辛くなったり苦しさを感じたら、呼吸を止めずに自然な呼吸を行いましょう。保持をしているときは、鼻呼吸を続け、決して息を止めないようにしましょう。

②反動や弾みをつけないで、ゆっくりとした動作で力まずに行いましょう

勢いよく反動をつけて行うと、ケガにつながります。ゆっくりとした動作で行うことが大切です。自分自身のペースで無理をせずに行いましょう。そして動きに集中しましょう。

自分自身を見つめ自分に語りかけ自分を知ることが、非常に大切です。

③気持ちが良いところでポーズを静止しましょう。

無理して柔軟性をつけようとして力んでしまうと非常に危険です。ケガにつながってしまうこともありますので十分に注意しましょう。きついと感じたら、そこで動きを止めて保持しましょう。

④水分補給や休憩は我慢せずに行いましょう。

自分自身のペースで無理をせずに行って下さい。また、妊娠中やどこか体に不調がある場合は、医師に相談の上、行うようにしましょう。飲酒後や二日酔い、風邪など熱があったり体調が悪いときは行ってはいけません。腰痛、関節痛、頭痛などは自己判断せず、医師の診断を受けましょう。また何らかのケガや病気で通院していたり、薬を飲んでいる方も、医師に相談してから行ってください。

プラーナ・ヤーマ（呼吸法）

体内にたっぷりのエネルギーを

アーサナをはじめる前に、ヨーガの呼吸法、プラーナ・ヤーマをやってみましょう。プラーナ・ヤーマの効果については、実は面白い体験談があります。

スピリチュアル・ヨーガのＤＶＤ撮影のときの出来事です。撮影にやってきたカメラマンやスタッフの方々は、不規則な生活を送っているせいか、みなさん顔色も悪く、「体調はいつも最悪ですよ」と口々におっしゃっていました。撮影がスタートすると、私はいつものように「吐いて……吸って……」と呼吸法の指示を出しながらアーサナを行います。それを耳にしながら、ついついスタッフの方も、同じように「吐いて……吸って……」を繰り返していたそうで、心なしか顔色も良くなってお帰りになりました。後日、ディレクターの方からこんなお話をいただきました。「撮影していただけなのに、皆、次の日はすごく体調が良かった！」というのです。これはアーサナ中の呼吸法を無意識に実践していたためです。知らずに行っていた深い呼吸により、体内にたっぷりと酸素とエネルギーを取り込み、自然にゆったりとした気持ちを保つことができていたのです。

アーサナ中に限らず、ヨーガの呼吸法は日常生活でもとても役に立つもの。ぜひマスターしてください。

心と体をコントロール

プラーナ・ヤーマの基礎になるのが完全呼吸法です。呼吸の仕方は基本的に3通りあります。鎖骨式（浅い）、胸式（中間）、腹式（深い）の各呼吸です。スピリチュアル・ヨーガの完全呼吸法はこの三つを合わせたものです。

完全呼吸法は、全身の血流を促し、疲労感を解消し、内臓機能を高めるために最適な呼吸法のひとつです。血液循環を通して新しい酸素とプラーナ（生命エネルギー）で全身を満たすため、頭の先から足の先まで、この呼吸法によって良い効果を受けない器官はないに等しいといえるでしょう。血液の不純物を取り除き、抵抗力を増して新陳代謝を活発に促進させると共に、内分泌腺に再生効果を与え、体全体を若返らせる効果も期待できます。その効果は知性や精神面にも大きな影響を与え、新しいエネルギーを得ることができます。

プラーナ・ヤーマは精神的要素と肉体的要素を結ぶ絆です。この活動は肉体的なものですが、その効果は心を鎮静させ、澄ませ、安定させます。

注意点

呼吸調節で最も重要なのはリズムを統制することです。常に規則正しい呼吸をするように心掛けるようにしましょう。また、呼吸鍛錬はすべて呼気（吐く）からはじめることを基本とします。

座り方

呼吸法を行うときは基本的に床に座ります。椅子に座る、寝た状態、歩きながらなどがありますが、まずは床に座った状態を基本としましょう。背中を意識して猫背にならないように注意しましょう。

Point

①猫背になると浅い呼吸になってしまうので背筋を伸ばした姿勢で行うこと。背筋を伸ばすとき、緊張し力み続けないようにしましょう。
②いったん背筋を伸ばして緊張状態にしてから、その姿勢を保ったまま肩と背中の緊張を解きます。
③緊張を解いたときに姿勢が崩れないように心掛けましょう。

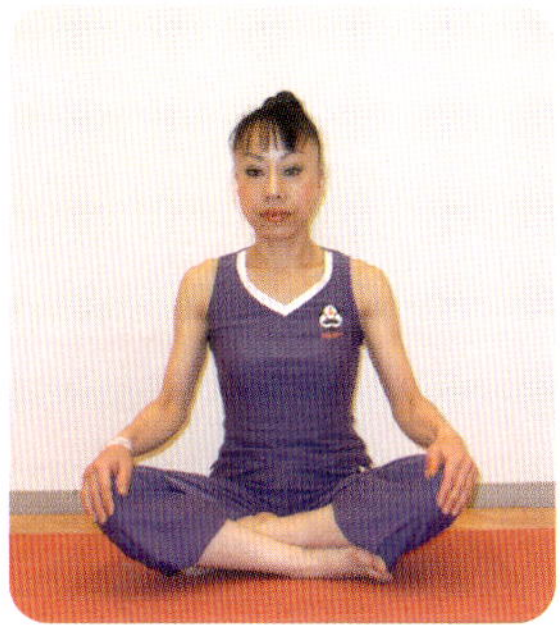

安楽座（スカ・アーサナ）

腰をおろし、両足を楽な形で組みます。

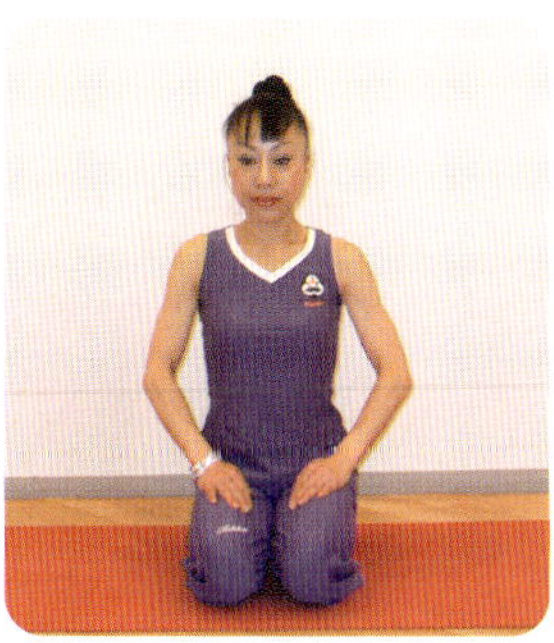

金剛座（ヴァジュラ・アーサナ）

左右の足は重ねず、左右対称になるようにしましょう。両足のかかとが触れ合うくらいに開いて、その間に腰を落として安定させます。

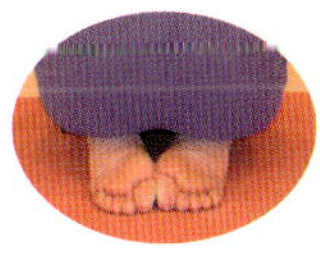

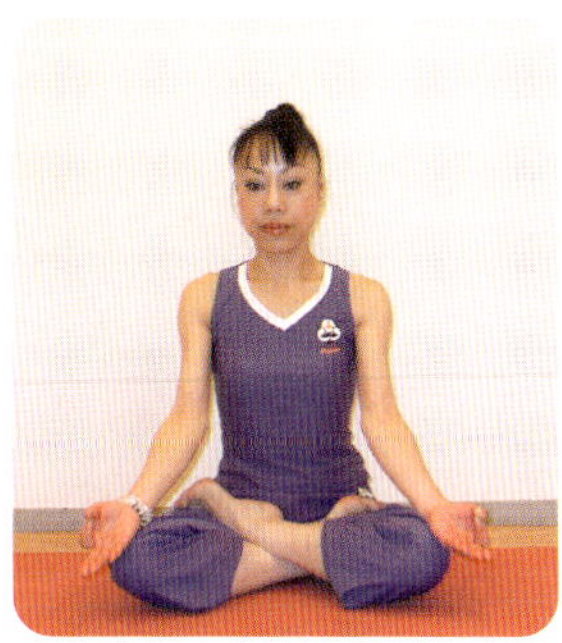

蓮華座（ロータス）

右足首を左大腿部上に、左足首を右大腿部上にのせます。両足かかとを下腹部にひきつけます。

完全呼吸法の実践

①全身の力を抜き（背骨はまっすぐ）首の下部と胸の上部をリラックスさせます。胸を下方内側に少し縮めるようにし、さらに横隔膜を胸のほうに押し上げます。無理な力を入れず、腹部を背骨のほうにゆっくりと引っ込めながら、鼻から充分に息を吐き出し、肺がからっぽになるようにします。（吐き出したとき、お腹は固くなります）

②息を出し終わったところで少し息を止め、今まで固くしていたお腹を少し緩めます。（お腹を膨らますわけではありません）

③鼻から息を吸い込んでいきます。吸い込むときは最初、腹部を広げ、そして胸を少し外に広げてみましょう。そして肋骨を広げ、息をもう少し吸って、肺の上部、首の付け根あたりまで広がっているのを感じます。最後に肩と鎖骨を上げていくようにします。（このとき、すでにお腹が少し引っ込み始めています）

④息を満たし終わったら、ほんの少し息を止め、再び鼻からゆっくりと息を吐き出していきます。

⑤①～④の呼吸のプロセスはすべてひとつのつながった動きとして行いましょう。

アーサナ中の呼吸法と視点

1　鼻呼吸

ヨーガの体位を組むには正確な呼吸法が欠かせません。まず、呼吸は常に鼻で行いましょう。

鼻呼吸の利点

①自然に肺に入る空気の量を調節することできる。
②鼻腔が自然なフィルターの役目を果たし、大気中の塵や微生物も取り除かれる。
③鼻腔を通る間に空気が暖められ、肺が吸収するのに最適な温度になるため、繊細な肺の器官を損なうことがない。
④副鼻腔をきれいに保ち、鼻の詰まりなどがおきにくくなる。

体力を消耗するアーサナでは、鼻呼吸が困難になり、つい口で呼吸してしまうことがあります。そのようなときはアーサナを気持ちの良いところまで（無理のない体位まで）ゆっくり戻し、再び、鼻呼吸を開始するようにしましょう。

2　均等な呼吸法を行う

ヨーガ実習中の呼吸は、吐く長さと吸う長さをなるべく同じにするようにします。吐くときも吸うときも長くて深いリズミカルな呼吸をします。

アーサナの実習中は決して息を長く止めてはいけません。集中して必死にポーズを行っていると、つい息を止めてしまいがちです。ヨーガの実習中は呼吸の流れをとぎらせないように常に意識しましょう。

3　ヴィンヤーサ《呼吸と動きの一致》

スピリチュアル・ヨーガの動きはすべて呼吸と連動して行います（基本的に、保持までゆったりとした心臓の鼓動4～5拍を目安に、1呼吸1動作で流れるように行います）。

一般的には前屈するときには息を吐き、身体を起こしたり、後屈するときには息を吸います。アーサナの保持中や、呼吸の指示がない場合は、呼吸を止めずゆっくりとした通常の鼻呼吸を続けます。アーサナの保持中（静止中）は5～6呼吸を目安に20

〜30秒保ちます。ただし決して無理せず、辛くなったらゆっくりと楽な姿勢や呼吸に戻しましょう。

4 視点を定めて行う《集中する》

スピリチュアル・ヨーガのアーサナ中では、それぞれ見つめる視点があります。この視点は、基本的に10個あります（視点を定めることにより、外に向かいがちな視線を内に向けていきます。精神を集中し「内」に向かうことによって、自分自身を見つめ観察します）。

①鼻の先　②親指　③第三の目（眉間の2センチ位上）④へそ　⑤空・天　⑥指先、手先　⑦つま先　⑧左遠方　⑨右遠方　⑩大地

ボーっとする幸せ――インド リシュケシ

私は年に一度、北インドのリシュケシという聖地のアーシュラム(寺院)にお世話になります。滞在は1週間から2週間。それをとても楽しみにして毎日過ごしています。

「アーシュラムの生活ってどんな修行なのですか?」とよく聞かれます。みなさん、さぞすごいヨーガの訓練を受けていると思ってくださっているようです。実は、ただボーっと一日を過ごします。ボーっとすることを学びにいきます。

1時間の早朝の瞑想からはじまり、朝のヨーガ実習を1時間、朝食のあとは読書か自由時間、昼食のあとは読書か自由時間、希望すればディスカッションも。夕方はヨーガ実習1時間、瞑想1時間、そして夕食とこんな感じです。

食事は三食カレーのベジタリアン食ですので体調もすごく良くなります。ヨーガ実習も、瞑想も休んでも叱る人はいません。すべて自分で決めるのですが、休む人はほとんどいません。うるさくされないからこそ、みんな積極的に参加し学びます。

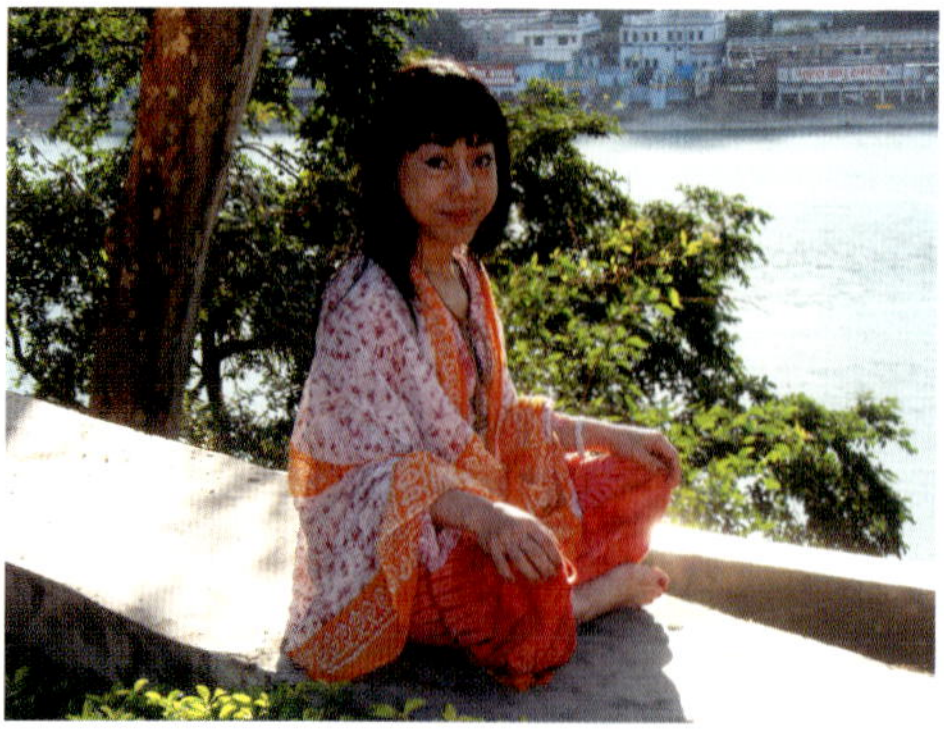

アーシュラムの庭で、ガンジス川を見ながら瞑想しているところを、こちらで知り合った方(イギリス人)が写してくださいました。なんか幼女みたいな表情で自分の顔ではないみたい。無垢な気持ちで満たされているひとときです。

アーシュラムでの早朝瞑想後、ガンガーで沐浴したり、ボーっと川辺を散歩したり、川辺の岩の上で瞑想したりします。自由時間にはアーシュラムの木陰でガンガーを眺めながら読書をします（日本にいるときになかなか読めずにいた本をたくさん持参しているので）。昼にはリキシャ（バイクの後ろに4～5人座れるホロのようなものがついている相乗り）に飛び乗ってバザールに出かけ、雑貨や洋品を見たりします。町の道路ではけたたましいリキシャのクラクションで耳をふさぐほどですが、アーシュラム内やガンガーの川辺はゆったりとした時間の流れを感じます。たくさんの牛がボーっと歩いていて、まるで牛までも瞑想しているようです。

けれどつくづく思いますが、頭を空にしてボーっとするのもけっこう難しいものですよね。人間はすぐ連想するので、あるひとつのことを思うと、どんどん考えが広がり、焦ったり不安になったり。いわゆる恐怖心が芽生えてきます。その恐怖心からはじまる思考や意識からの解放を、リシュケシの地でゆっくり学びます。

日本の生活だと、どうしても仕事に追われ、余裕がなく

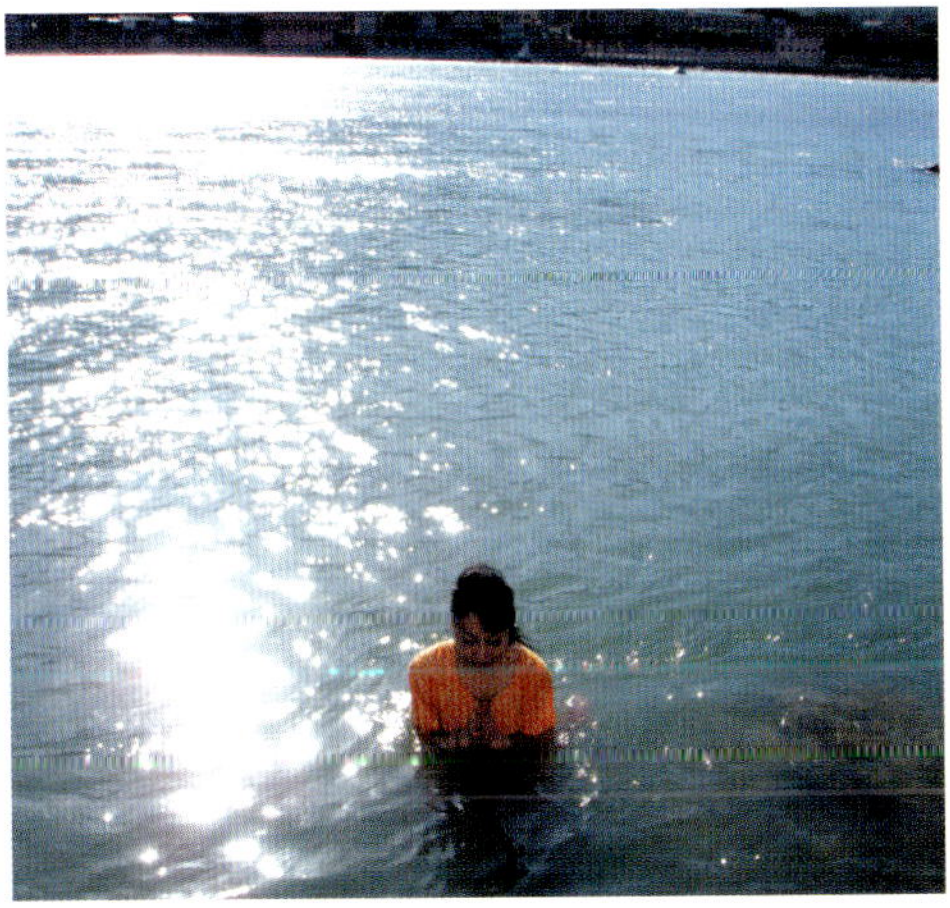

リシュケシ、ガンガーでの朝の沐浴。沐浴は心身の洗濯。偉大なパワーを全身で感じます。川の流れはとても速く水もかなり冷たいですが、朝一番は川の水はきれいです。このままザブンと数回頭まで潜ります。気持ち良い！

なって「仕事人間」と化してしまう自分にハッとするときがあります。仕事への脅迫観念ともいうのでしょうか。そんなとき、リシュケシをイメージすると、ボーっとした空気が私を包み込みます。

「何をそんなにあせっているの?」「あせっても慌てても時間は平等に過ぎているのだから、どうせなら気楽にしていよう」——リシュケシでゆったりしているときのように呼吸をすると、気持ちにゆとりを感じてきます。時の流れは平等……慌ててもゆっくりしても同じなんだと。

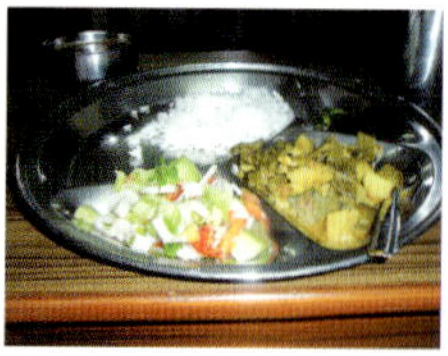

夕食はカレー二品と生野菜、チャパティーという感じ。結構豪華でとても美味しいです。すべてベジタリアンなので、ここにいると体の調子が良くなりますが、アメリカから来た女性はいつも「I'm hungry」と苦笑してました。おかわりはできますが、ぐずぐずしているとなくなってしまうときがあります。

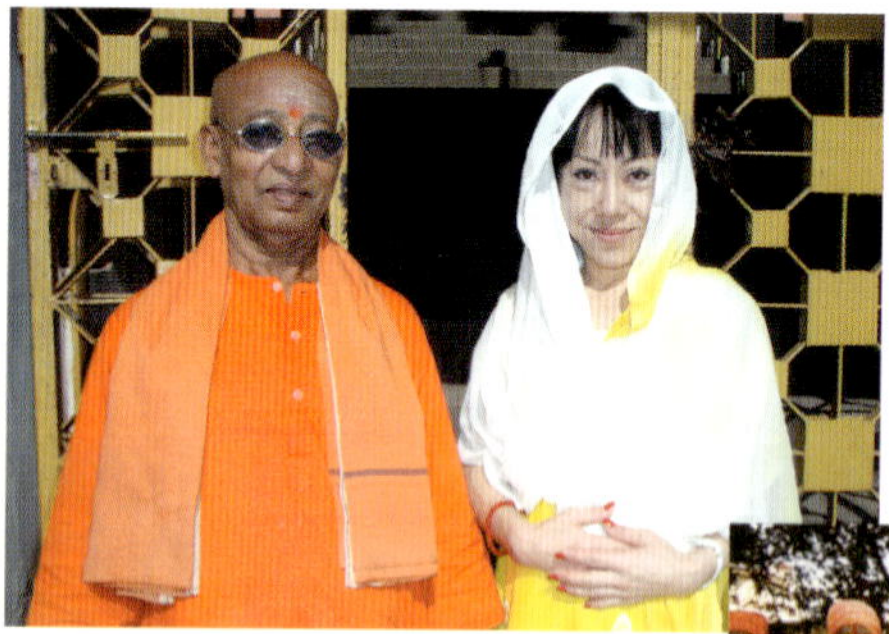

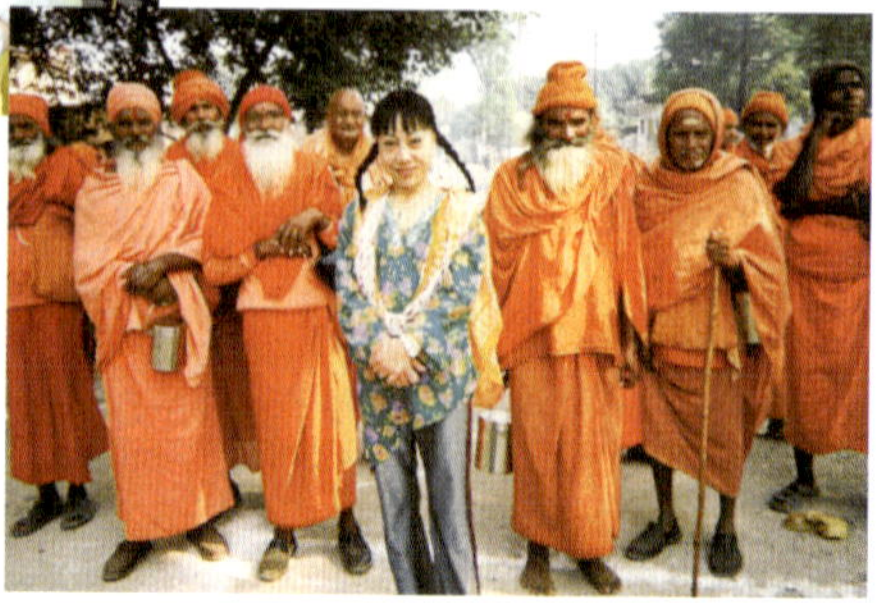

シバナンダアーシュラムのスワミ(ヒンドゥー教の師にたいする尊称)と一緒にアーシュラムを参拝致しました。とても優しい方でした(写真上)。リシュケシの町にはたくさんのサドゥー(俗世を放棄した行者の意味)たちがいます。みなさん何日もかかってリシュケシまで来たとおっしゃってました(写真右)。

Chapter3

スピリチュアル・ヨーガで美しく健康に

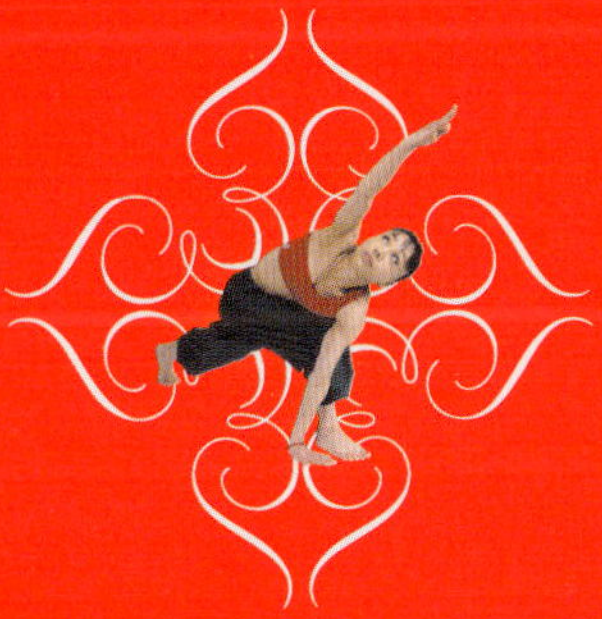

12のアーサナと精神安定法ディヤーナ
——DVDと一緒にはじめましょう

Warm up
【足首運動】

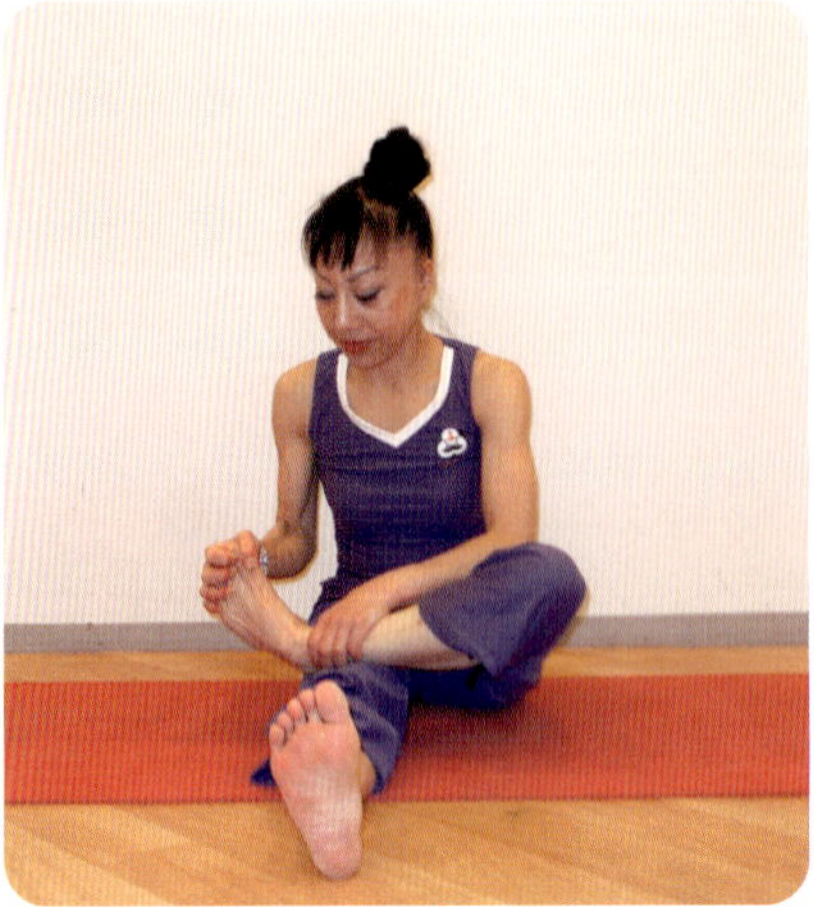

1

両足を前に伸ばし、右足を曲げて左腿の上におき、じっくりゆっくり動かせる範囲いっぱいに回します。両足4〜5周ずつ行います。

もしスムースに回らないところ、つまりなどを感じたらその部分をさらにゆっくり意識して回します。リラックスして軽く口を閉じ、鼻からの呼吸をゆっくり続けてください。

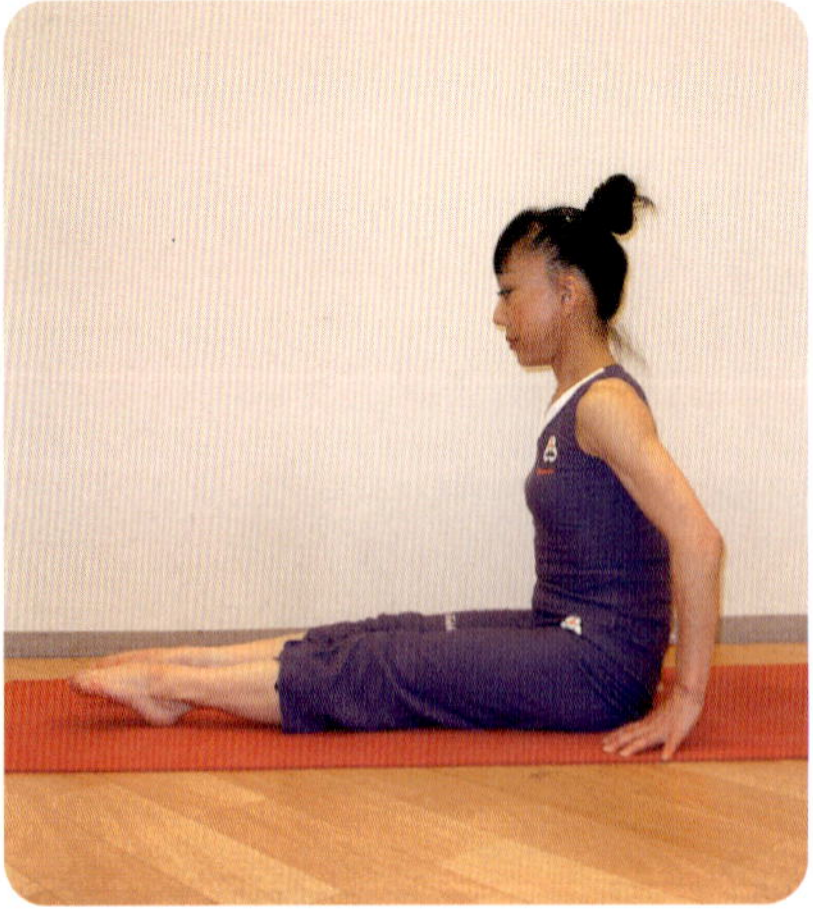

2

両足を前に伸ばし、両手を背中の後ろに添えます。息を吐きながらゆっくりつま先が大地に近づくように伸ばしていきます。次に息を吸いながら、アキレス腱を伸ばすように足指先を手前に持ってきます。4〜5回繰り返します。

3

次に足指を大きく広げ、ぎゅっと閉じます。4〜5回繰り返します。

Warm up

【手首運動】

1

安楽座か金剛座で座り、背中を意識し、背筋を伸ばします。

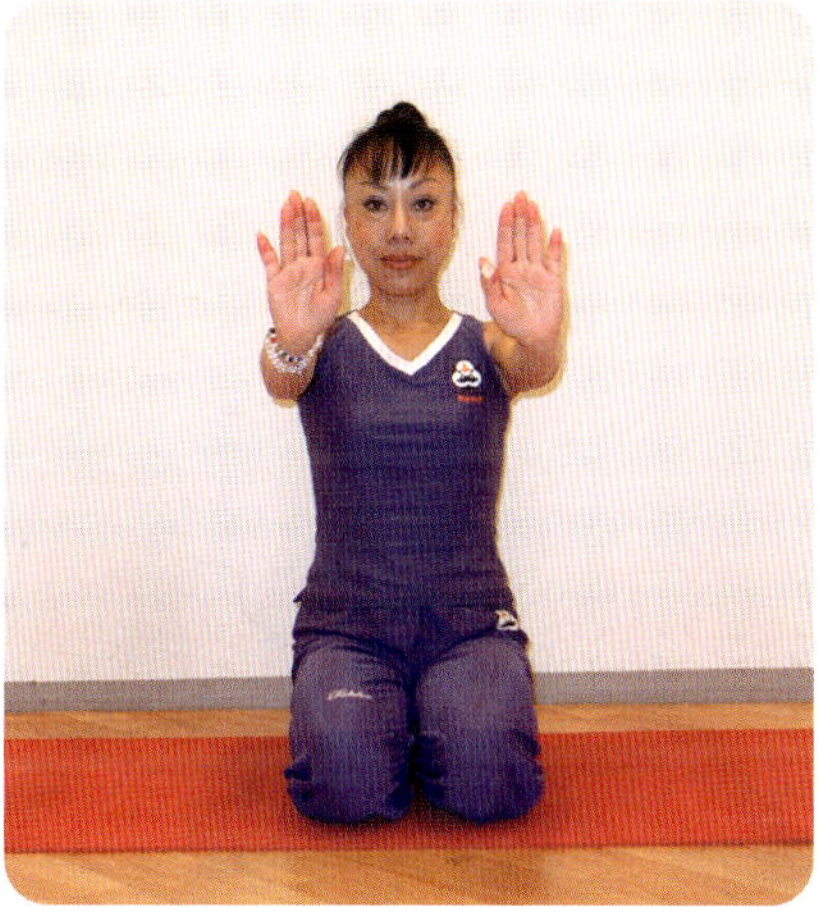

2

両手を胸の前に伸ばし、思い切り指を開いて「おいでおいで」を4〜5回。

3

次に両手首を4〜5回ひねって関節を柔らかくします。

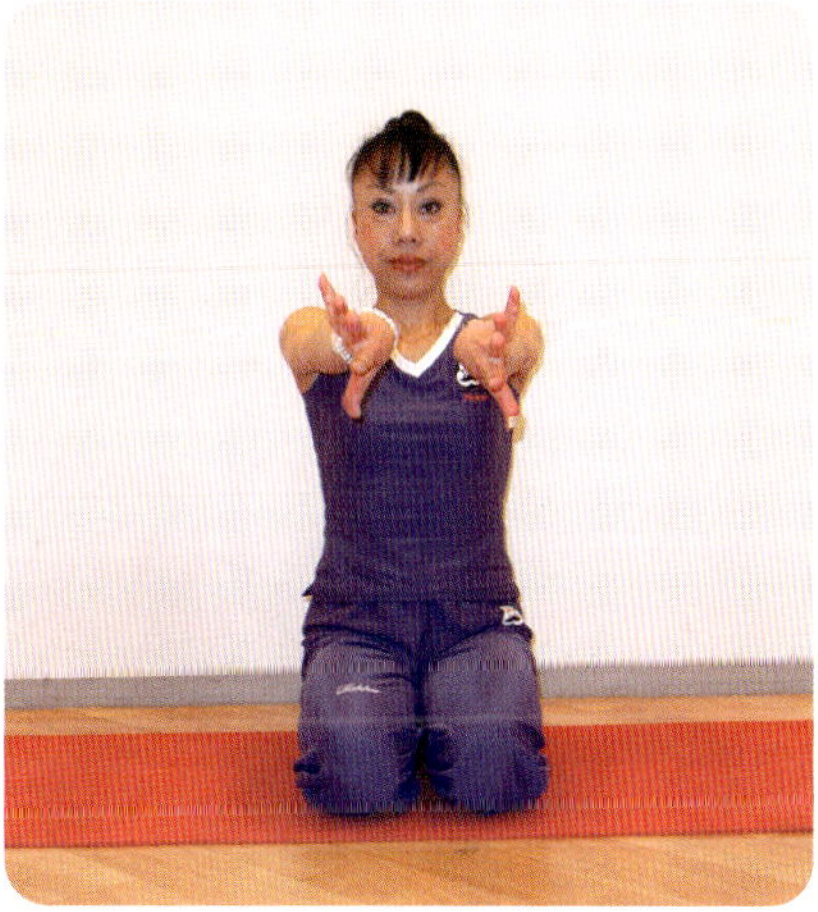

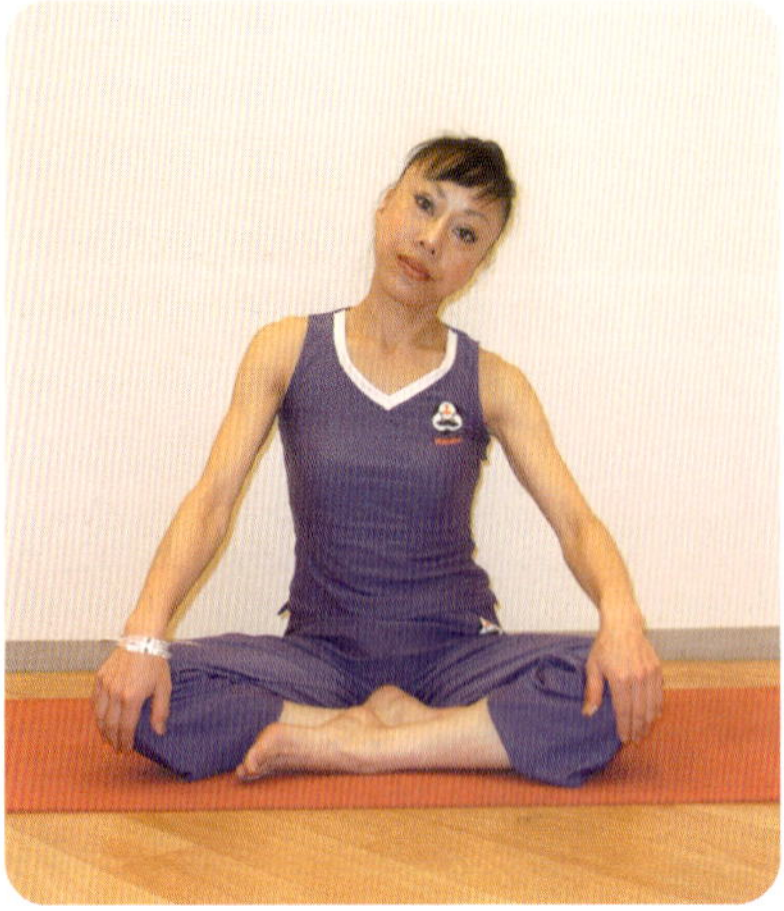

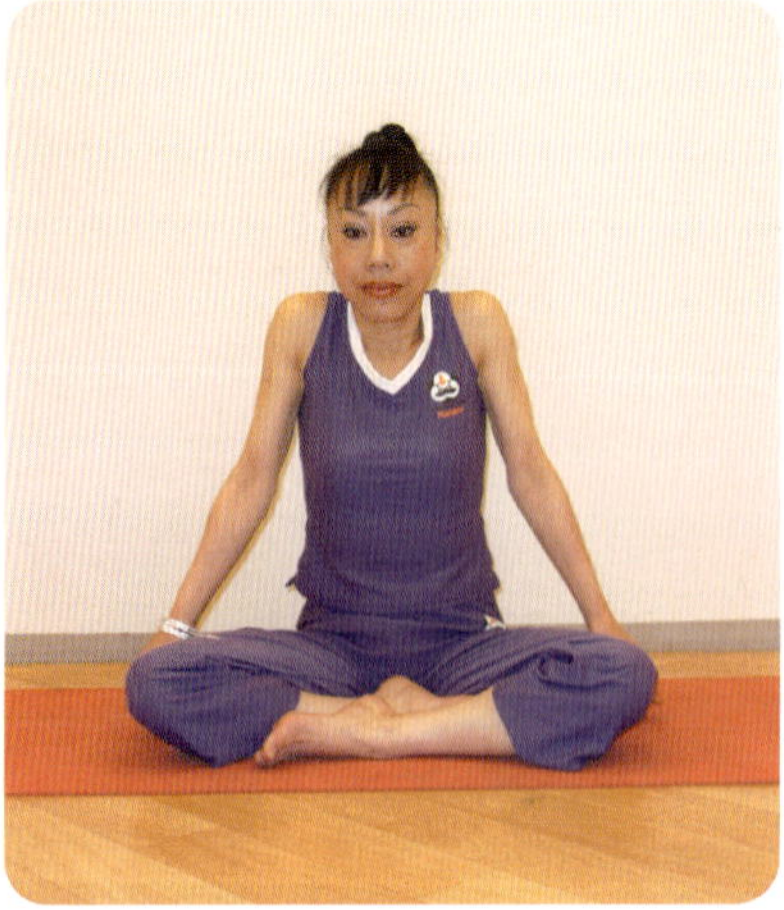

Warm up

【首筋と肩周辺のリラックス】

1

背筋を伸ばして肩と腕はリラックス。視点は鼻先で、息を吐きながらゆっくり首を右に倒し、吸いながら戻します。左も同様に4〜5回繰り返します。
※肩を落とし、肩と耳が離れていくように、気持ちの良いところまで伸ばします。

2

息を吐きながらあごをひきつけ、おへそを見るように頭を下げ、息を吸いながら天を見上げます。4〜5回繰り返します。

3

ゆっくり首を回していきます。斜め上のときは天を見上げるようにします。逆も同様に4〜5回繰り返します。
※下、右斜め下、右横、右斜め上とひとつずつの角度を意識します。

4

視点は鼻先で、背筋を伸ばし、肩と腕はリラックスさせます。息を吸いながら両肩を一緒に上げ、吐きながらストンと落とします。4〜5回行います。

Warm up

【座位の両脇ストレッチ】

1

背筋を伸ばして肩と腕はリラックス。

息を吐きながら左手を大地に着き、息を吸いながら右腕を上げていきます。視点は鼻先。

息を吐きながら頭越しに左斜め上へと伸ばし、右脇全体が伸びるようにします。逆も行いましょう。

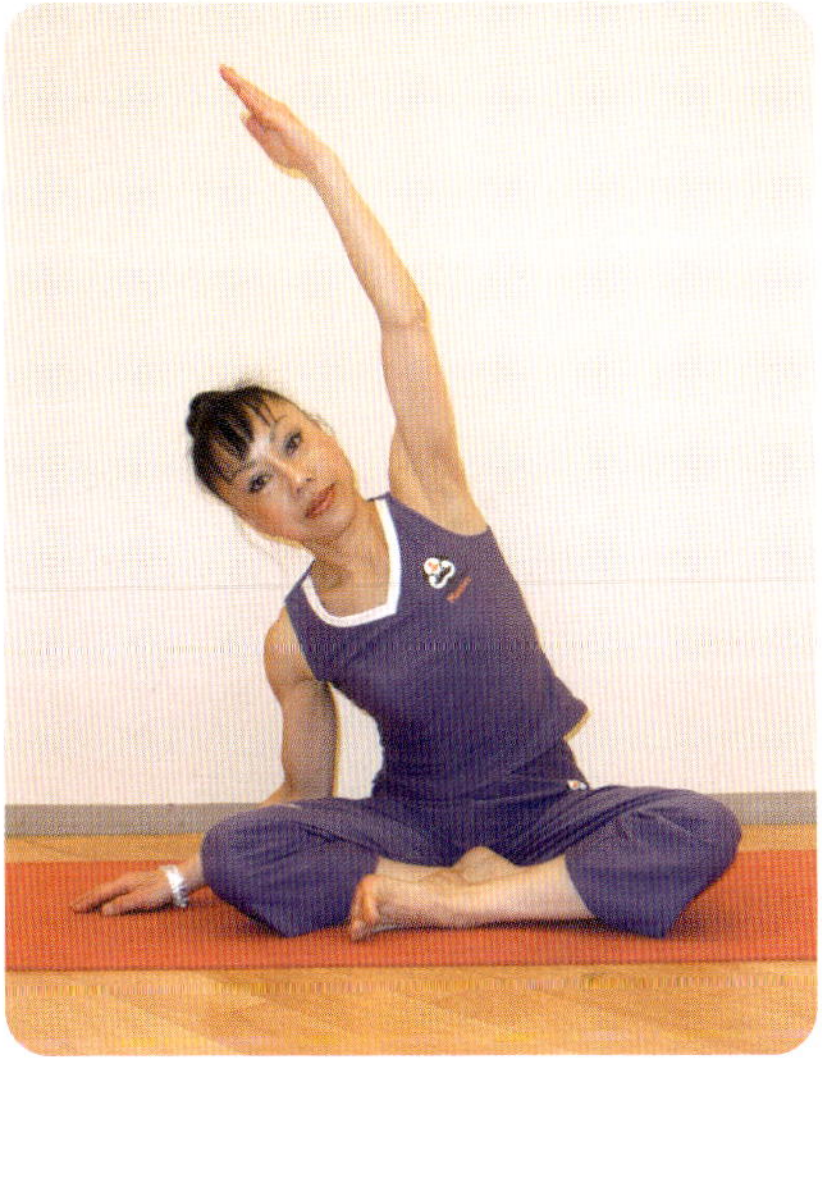

Warm up

【片膝を立てるポーズ】

1

左足を前に出し、膝を90度に保ち、背筋を伸ばし、
両手を左膝にのせます。

2

息を吐きながら腰を前に押し出すようにして
右の腿を大地に近づけ
鼠頸部を伸ばしていきます。息を吸いながら戻します。
逆も同様に行います。

3

ゆっくり立ち上がります。

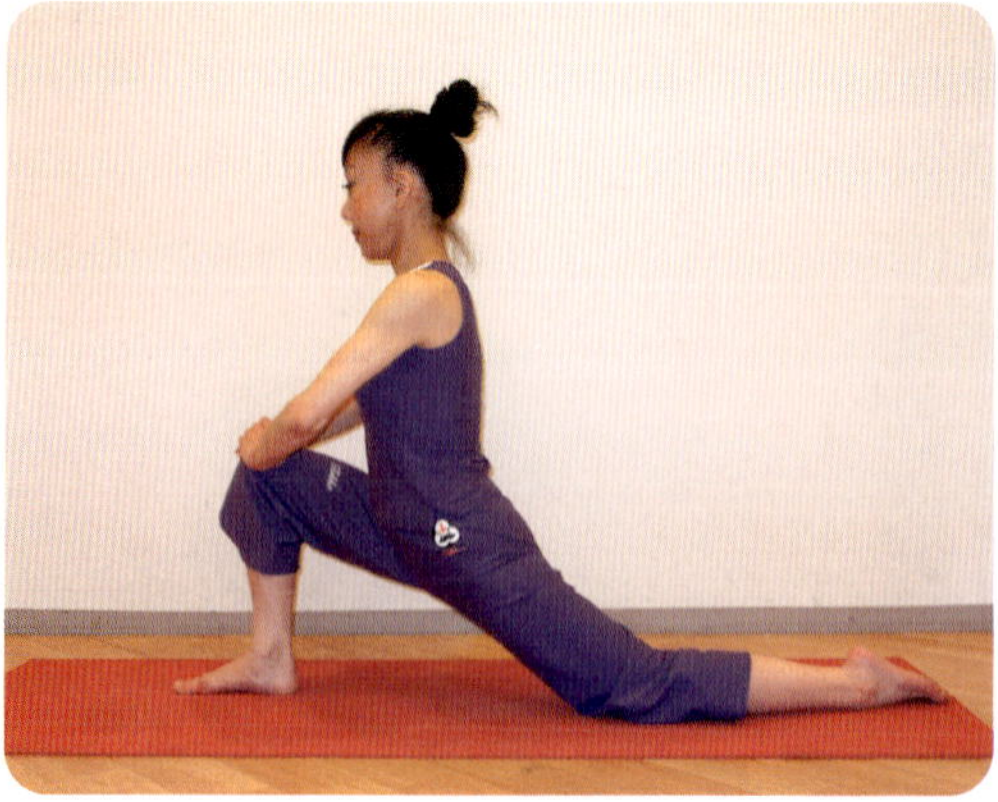

Warm up

【体のねじり】

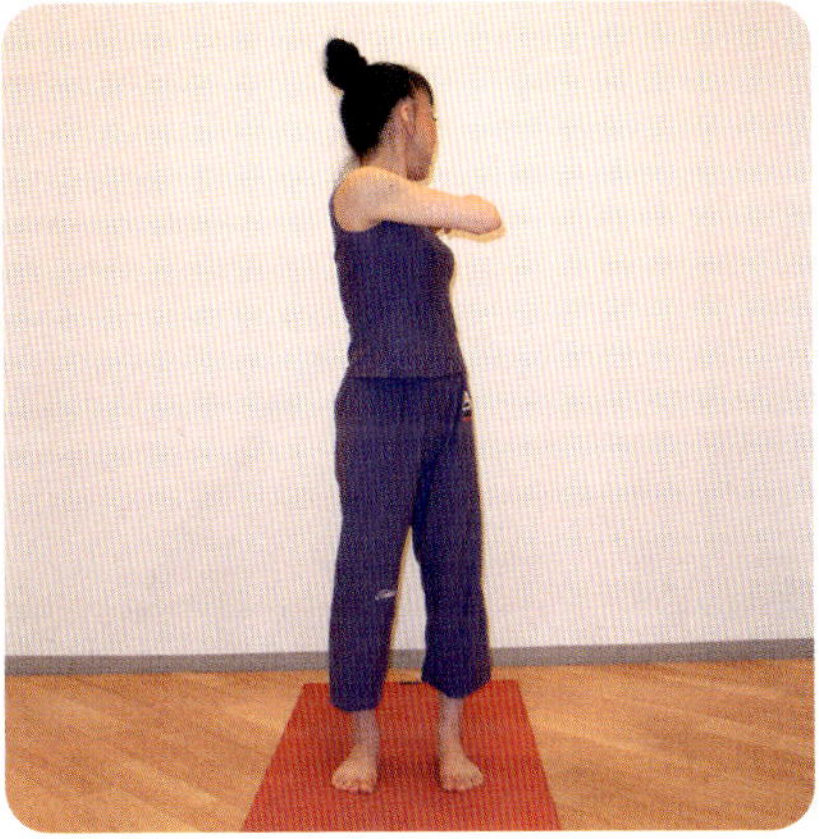

1

両足を肩幅に開いて立ち、両腕は床と平行に体の真横に広げて伸ばします。

2

息を吐きながら体を右にひねって右腕を後ろに伸ばし、頭は右後ろを見るようにし、左ひじを曲げて右に振るようにします。体を前後に倒さないように、直立姿勢を保ちます。

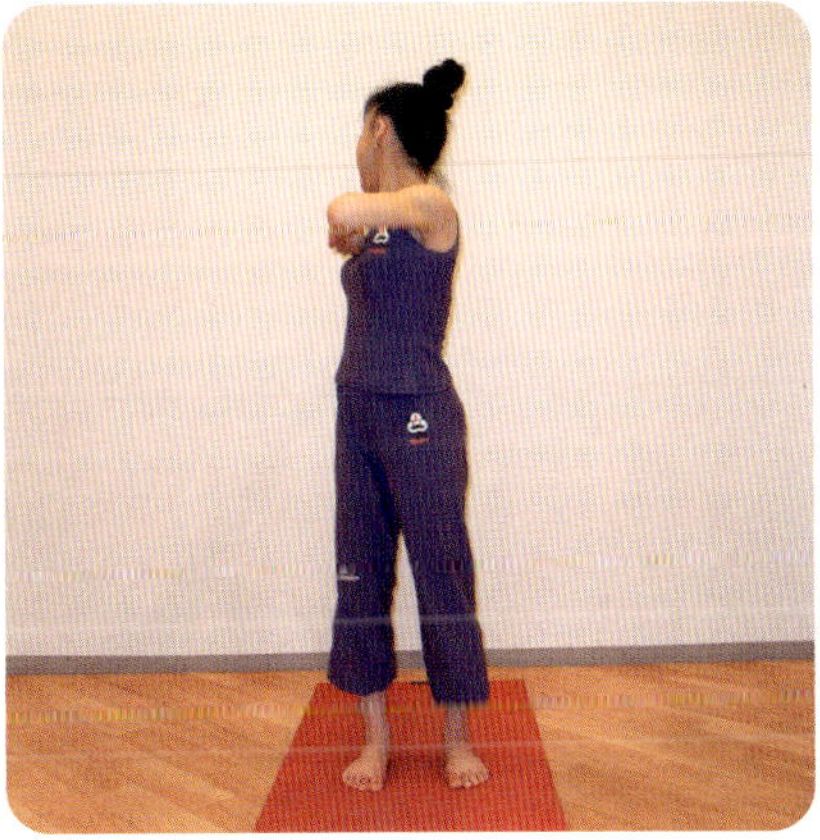

3

息を吸いながら正面に戻し、息を吐きながら左も同様に。10回ほど行います。

※徐々にひねりの速さと呼吸の速さを上げていきます。無理な動きやひねりすぎに注意。

Warm up

【アーサナ中の呼吸法】

1

背骨を伸ばして肩の力を抜き、自然に立ちます。
視点は鼻先です。意識をおへそにおき、
お腹をゆっくりと引っ込めながら、息を充分に鼻から吐き出します。

2

息を出し終わったところで、少し息を止めてから、今まで
固くしていたお腹を少し緩めて息を吸います。
※お腹を膨らまさないように。
このときお腹はすでに引っ込みはじめています。

3

息を満たしたら少し息を止めて、再びゆっくりと鼻から吐き出していきましょう。

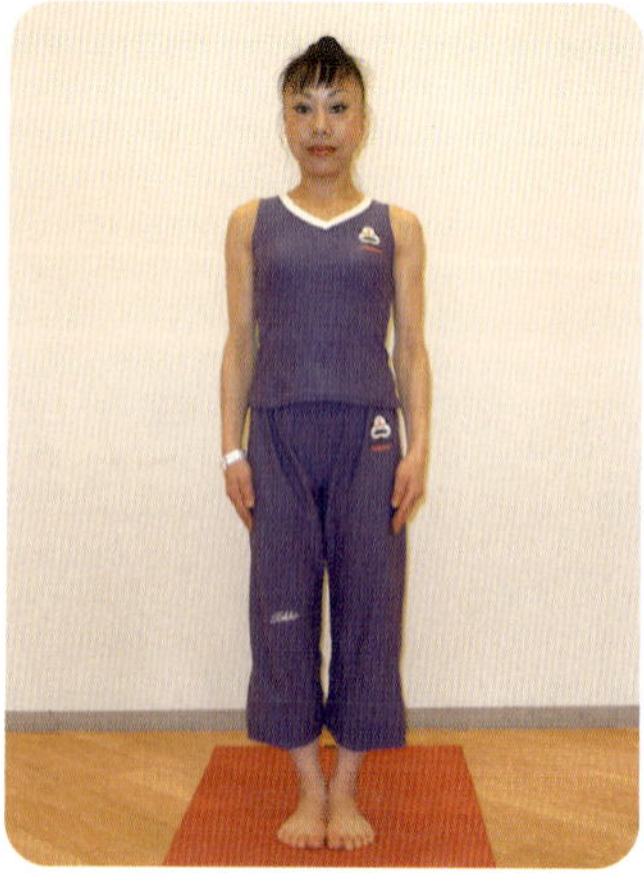

『幸せを引き寄せるスピリチュアル・ヨーガ』アーサナ（ポーズ）DVDメニュー

美しいボディラインをつくる

全身を柔軟にし、シェイプアップする

1

太陽礼拝のポーズ ……………………P70／71

太陽礼拝のポーズは、全身を柔軟にし、シェイプアップするとともに、リズミカルな呼吸により、血液の流れを良くし、血液中に酸素が満たされます。貧血の防止、自律神経の調節、背骨の歪みを正す効果があります。

すらりと伸びた美しい腕をつくる

2

鷲のポーズ ……………………P72／73

鷲のポーズは、美しい腕をつくるとともに、骨盤の歪みを調整し、全身をすっきりと美しくさせていきます。肩こり、神経痛、しびれに効果的です。

新陳代謝を上げ、全身の脂肪燃焼力をつける

3

猿のポーズ・ヨーガムドラー ……………………P74／75

猿のポーズは全身の新陳代謝を上げ、特に肩、背中、腰のぜい肉を取ります。全身をスリムにシェイプアップする効果があります。ヨーガムドラーは呼吸を整え精神をリラックスさせます。

不調を解消し軽やかな体になる

肩こりの解消

4

牛の顔のポーズ ……………………P76

猫伸びのポーズ・猫のポーズ ……………………P77／78

牛の顔のポーズは、肩こりを解消するとともに引き締まった腕をつくります。また、手のしびれや腱鞘炎にも効果があります。
猫のポーズは肩こり解消とともに内臓の調子を整え、お腹の脂肪を取り、形の良いヒップラインをつくる効果があります。

生理痛、冷え性に効果的

5

英雄座 ……………………P79

合蹠《がっせき》のポーズ ……………………P80

英雄座のポーズは足の血液循環を良くし、冷え性、坐骨神経痛に効果があります。また、足首、膝、股関節を柔軟にして美しい足をつくります。
合蹠のポーズは、下腹部全般の気の流れを整えて、心を安定させる効果があります。

ストレスをなくして内からきれいにする

イライラ、偏頭痛解消

6

ピラミッドのポーズ ……………………P81

頭の上をたたくポーズ ……………………P82

ピラミッドのポーズは、頭痛解消の他に、肩、背中のこりの解消、記憶力が良くなる等の効果があります。頭頂は百会とも呼ばれ、偏頭痛の緩和に効果があります。

心を落ち着かせる呼吸法

7

安楽呼吸法 ……………………P83

気持ちを落ち着かせたいとき、リラックスしたいとき、精神的なバランスが崩れたと感じたとき、この呼吸を5サイクルを目安に行ってください。呼吸により左右のバランスの取れた心と体をつくっていきましょう。

asana【太陽礼拝のポーズ】

DVD

効果

全身を柔軟にし、シェイプアップする。
貧血の防止、自律神経の調節
背骨の歪みを正す。

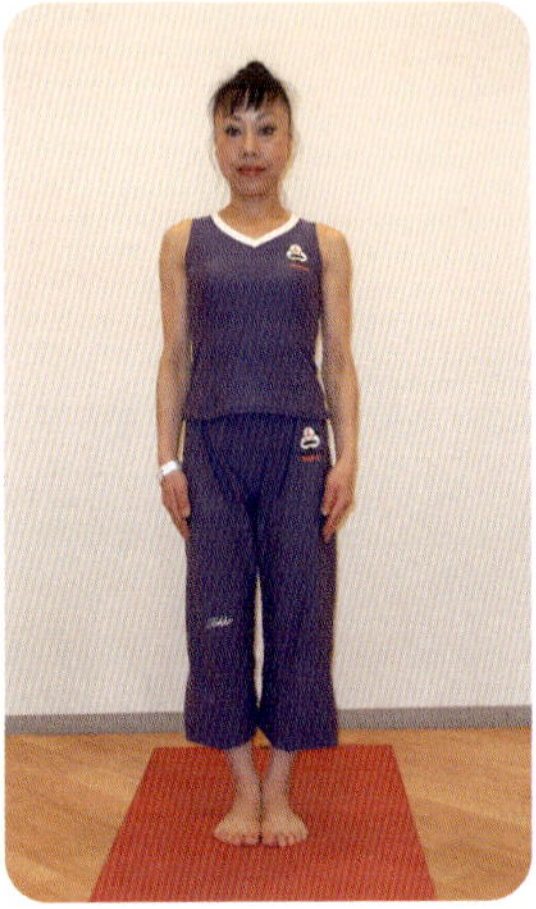

1 背筋を伸ばし、つま先はまっすぐ前を向け、基本姿勢で立ちます。視点は鼻先です。

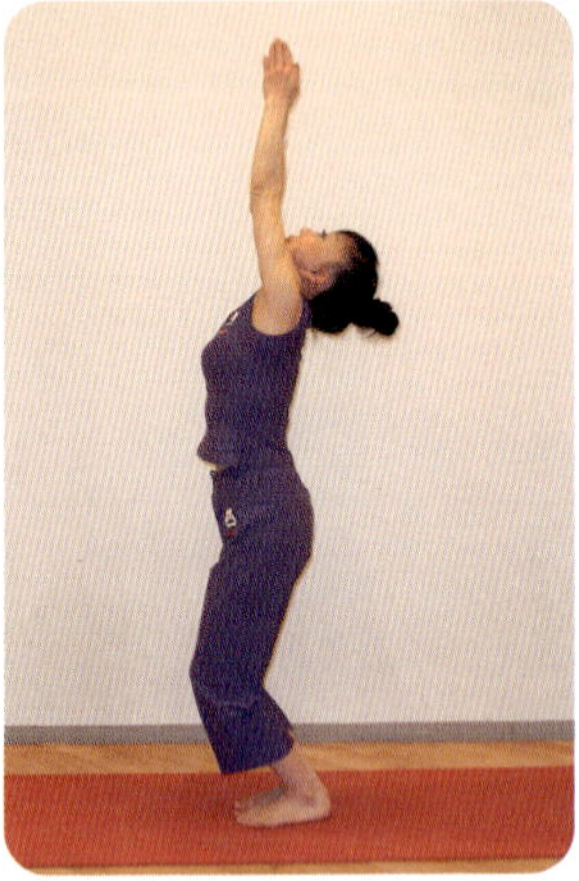

2 息を吸いながら膝を曲げ、伸び上がります。視点は親指です。

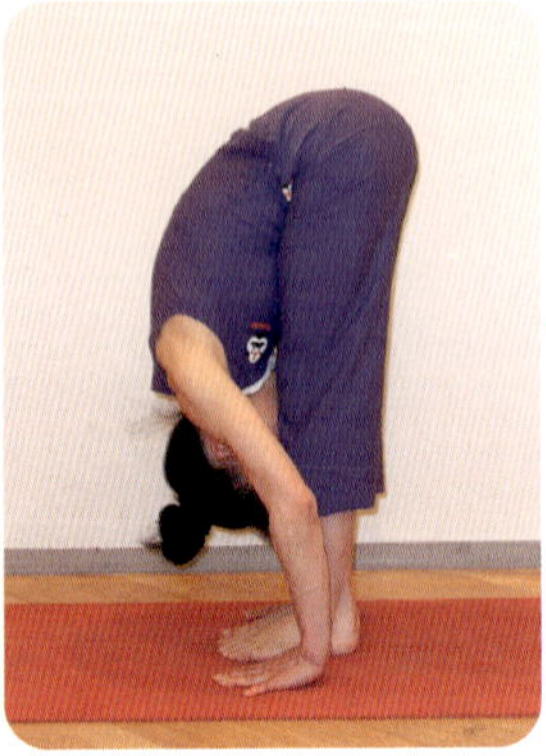

3 吐きながら体を二つ折りにしていきます。視点は鼻先です。

7 吐きながら
腰を高く上げます。
視点はおへそです。

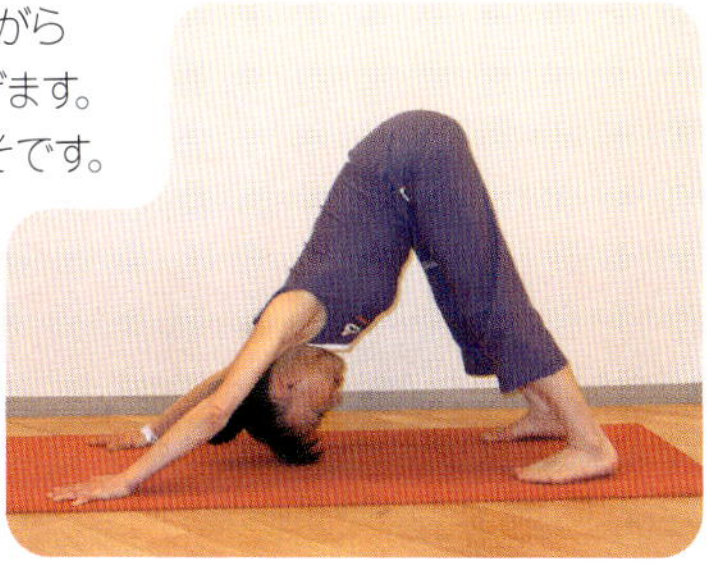

6 吸いながら
上体を反らし、腕を伸ばします。
視点は第三の目です。

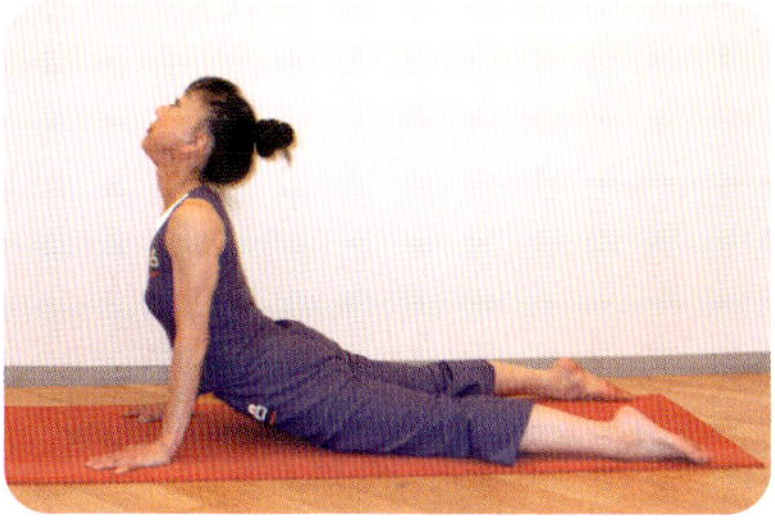

5 吐きながら足を後ろに下げ、
脇をかためます。視点は鼻先です。

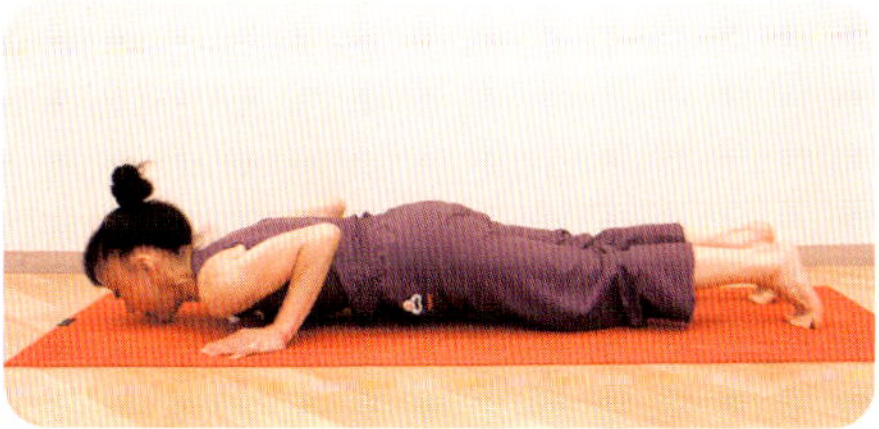

4 吸いながら上体、顔を上げます。
視点は第三の目です。

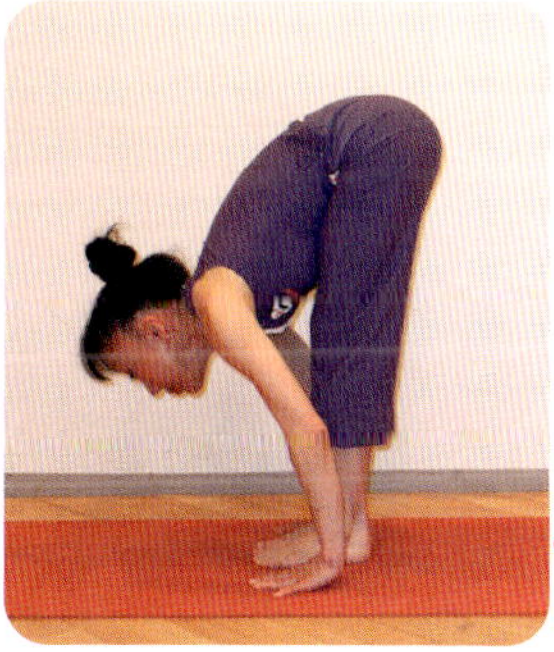

8 右足を後ろに少し蹴り、前に
踏み出し、左足のかかとを内側に向け、
吸いながら両手を天に伸ばします。
視点は親指です。

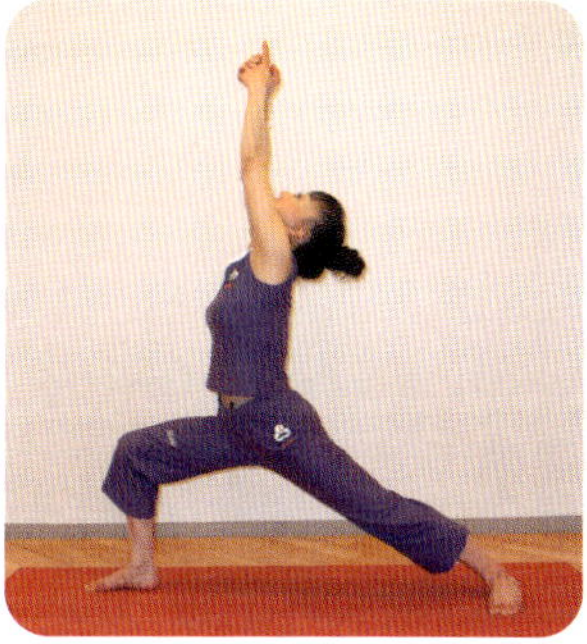

10 吸いながら足を
手と手の間に戻し、
4〜1へと戻ります。

9 吐きながら両手を大地につけ、
右足を後ろに戻し脇を固めます（5と同様）。
6、7を繰り返し、今度は左足を後ろに
少し蹴り、前に踏み出し、同様に8、9。
6、7を繰り返し保持。

asana【鷲のポーズ】

DVD

効果

美しい腕を作る。骨盤の歪みを調整し、
全身をすっきり美しく。

1

基本姿勢で立ち、ゆっくりと息を吐きます。視点は鼻先です。

2

息を吸いながら、両手を肩の高さまで開きます。息を吐きながら右手を自然に
左手の下に回して両手を合わせます。親指が手前になるように。視点は親指です。
※手が回らない方は無理せずに手の甲と甲を合わせましょう。

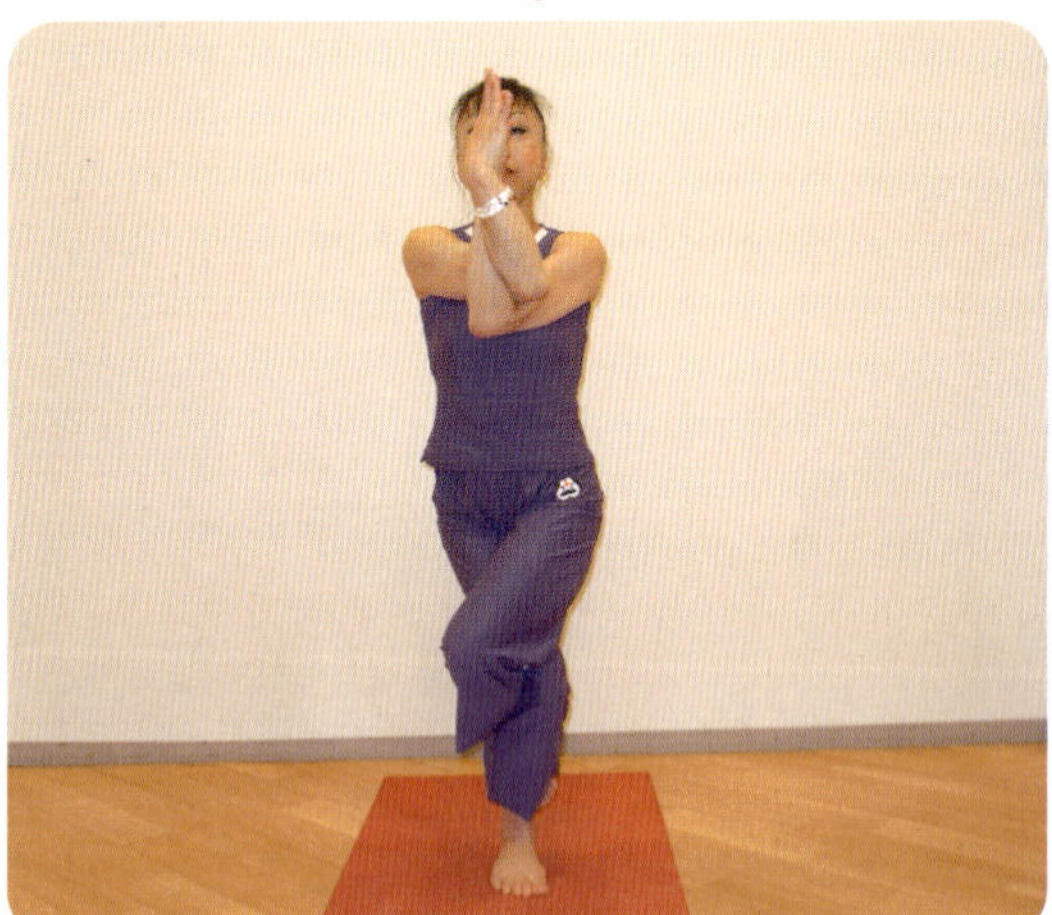

3

呼吸を続けながら右足を左足にまきつけ、
左足でバランスを取り保持。

→さらにできる方は息を吐きながら
上半身を前に倒して保持。
※足が回らない方は膝にかけるだけでもOK。
足を絡めず腕だけで行ってもかまいません。

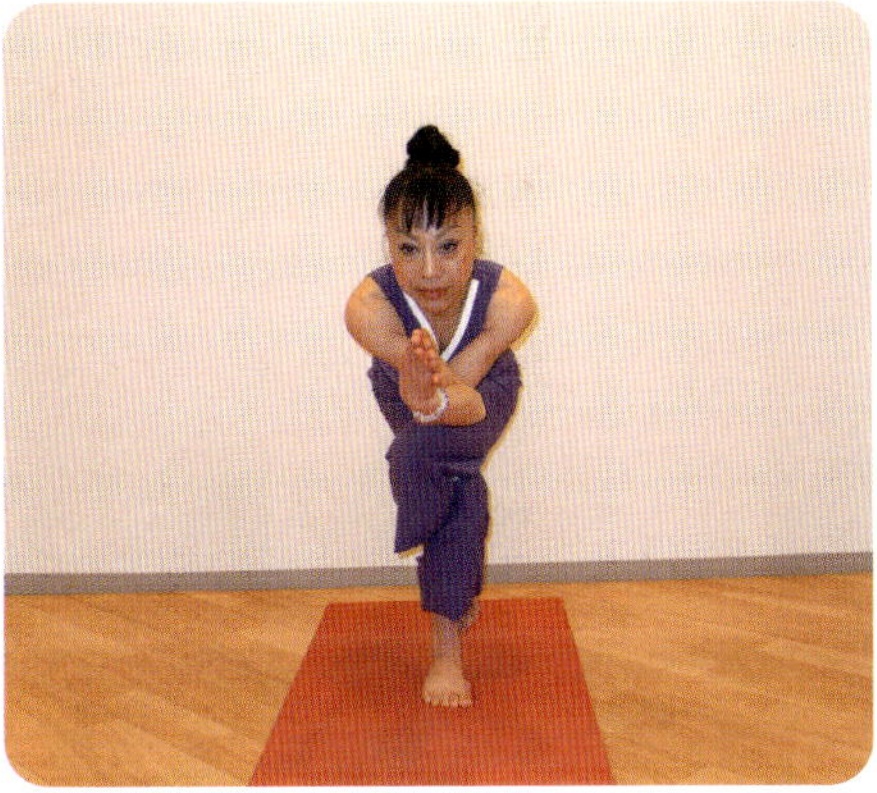

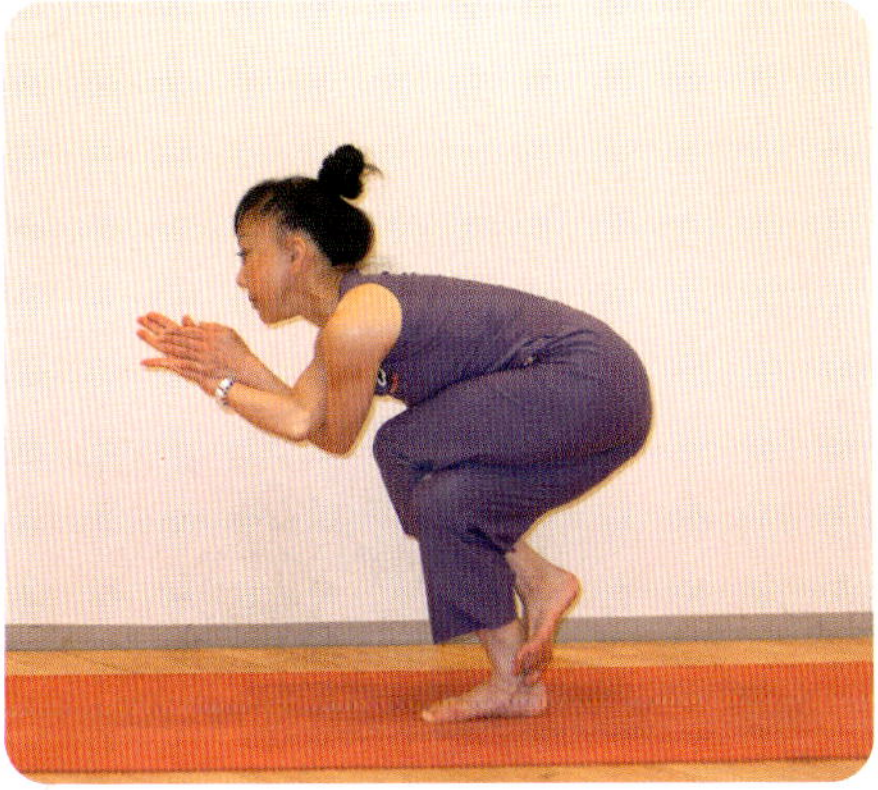

Point

背中を伸ばし、肩に力を入れないで両方の肩の位置が同じになるように。

4

息を吸いながら元に戻し、逆も同様に行います。

asana【猿のポーズ・ヨーガムドラー】

DVD

効果

新陳代謝を上げ、肩、背中、腰のぜい肉をとる。
全身の脂肪燃焼、若返りの効果も。

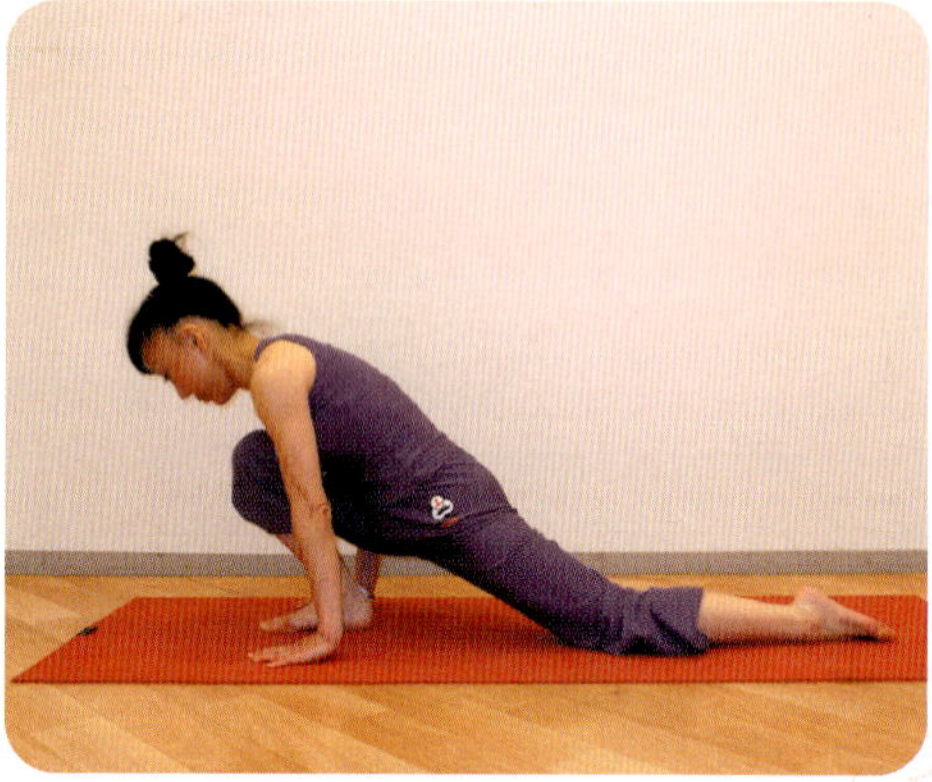

1 右足を立て膝にして前に出し、そのまま重心を前に移していきます。

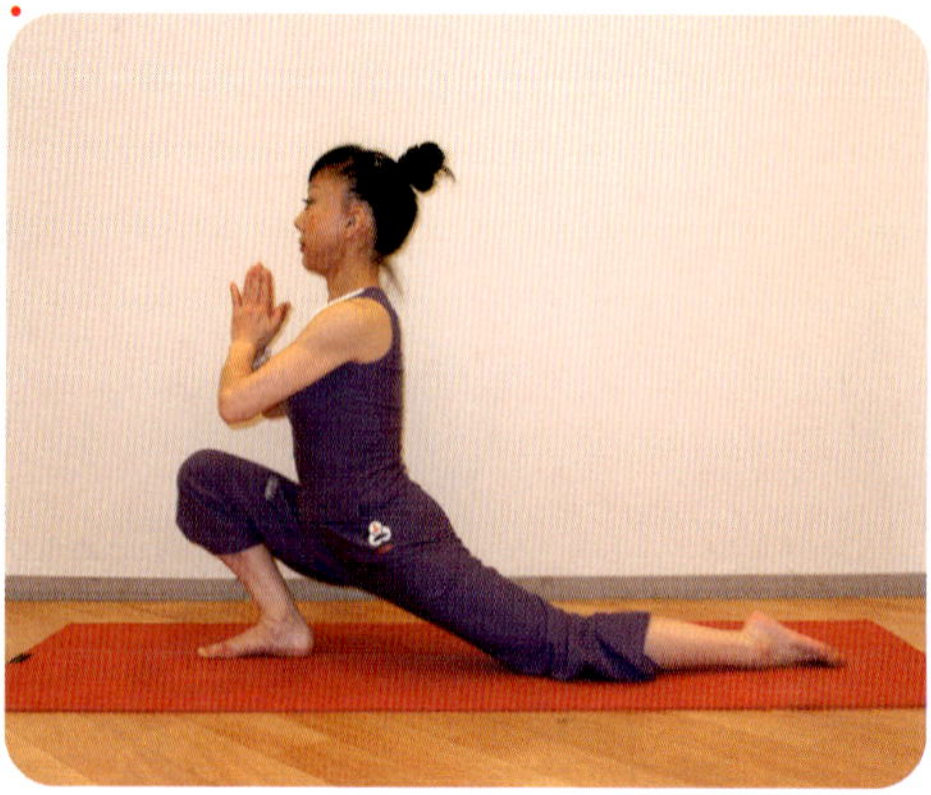

2 両手を胸の前でナマステ(合掌)にします。

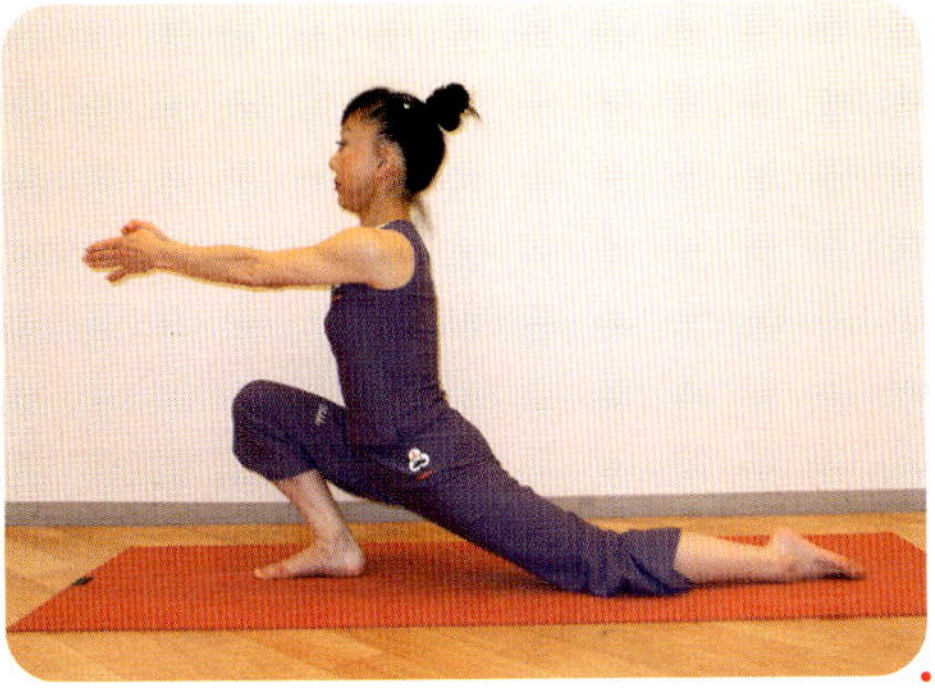

3　息を吐きながら
ナマステの手を肩のラインに
まっすぐに伸ばします。

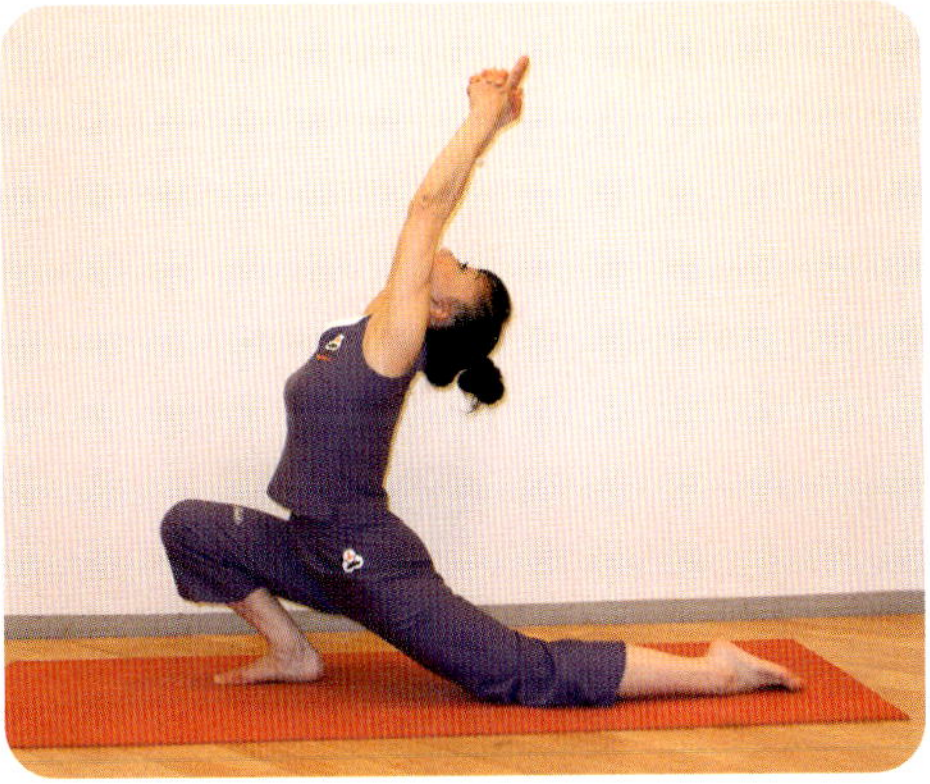

4　息を吸いながら
両手をゆっくり頭の上へ。
さらに胸を大きく開き、
後方へ体を反らしていきます。
視点は指先です。
息を吐きながら
両手を大地に戻します。
逆も同様に行います。
※手は合わさず開いてもOK。

【ヨーガムドラー】

DVD

効果　呼吸を整え、精神をリラックス。

腕を後ろにして手首を組み、
頭が重くなって前に
下がっていくように背中を丸め、
膝と額が触れるようにし、
ゆっくりと休みます。

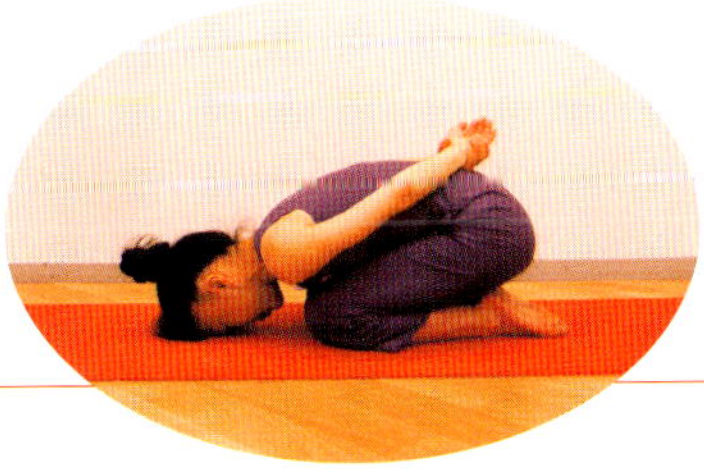

asana【牛の顔のポーズ】

DVD

効果

体の不調、肩こりの解消、引き締まった腕をつくる。
手のしびれや腱鞘炎にも効果。

1

金剛座で座ります。横座りになり手を添えながら、
右足を左のお尻の横に交差するようにおきます。

2

右手を上げ、背中に回し、左手は下から回して両手を組みます。
息を吸いながら胸を大きく開いて、背筋を伸ばし、呼吸を続けながら保持。視点は鼻先です。

Point 両膝が体の前で重なるように。

3

息を吐きながら手を離し、金剛座で座ります。逆も同様に行いましょう。

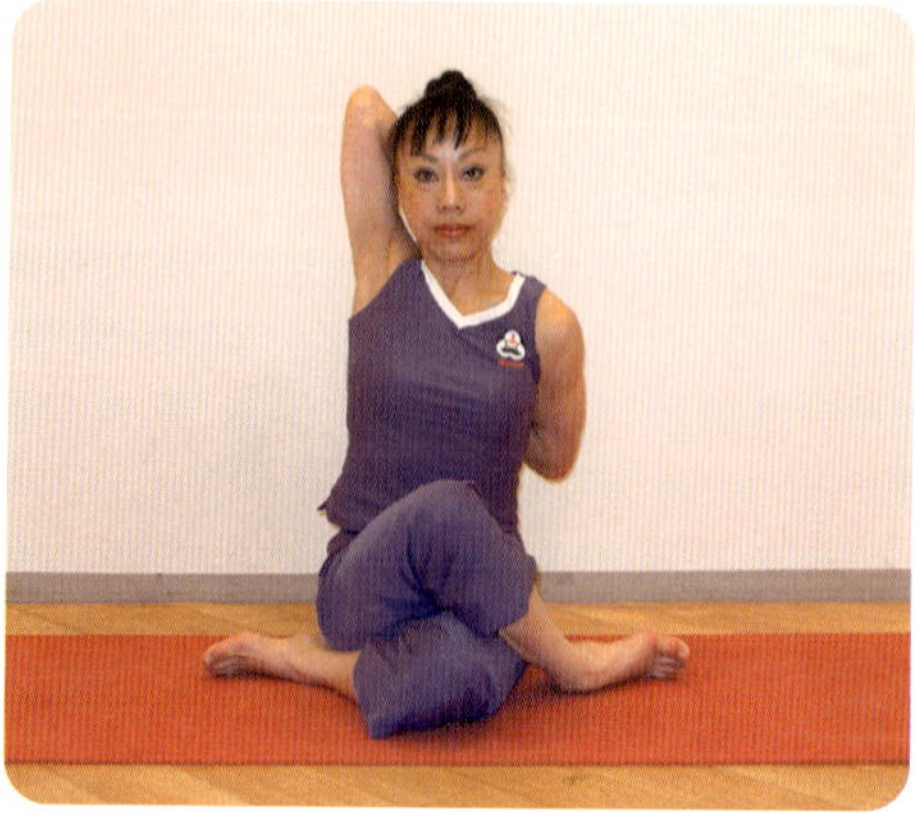

asana【猫伸びのポーズ・猫のポーズ】

DVD

効果

肩こりの解消。形の良いヒップラインをつくる。
体の不調を解消し、内臓の調子を整え、お腹の脂肪を取る。

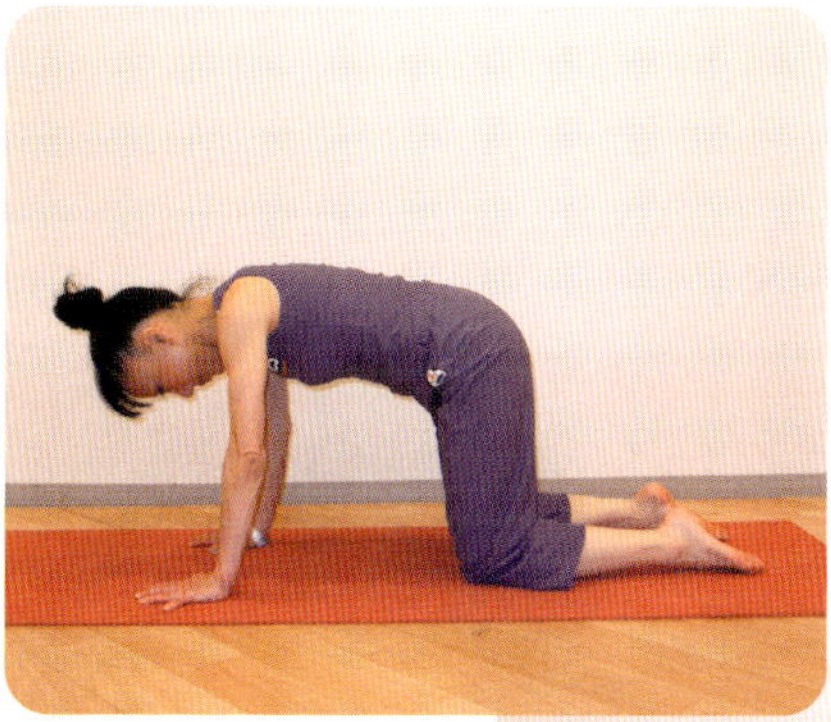

【猫伸びのポーズ】

1 まずテーブルのポーズになります。

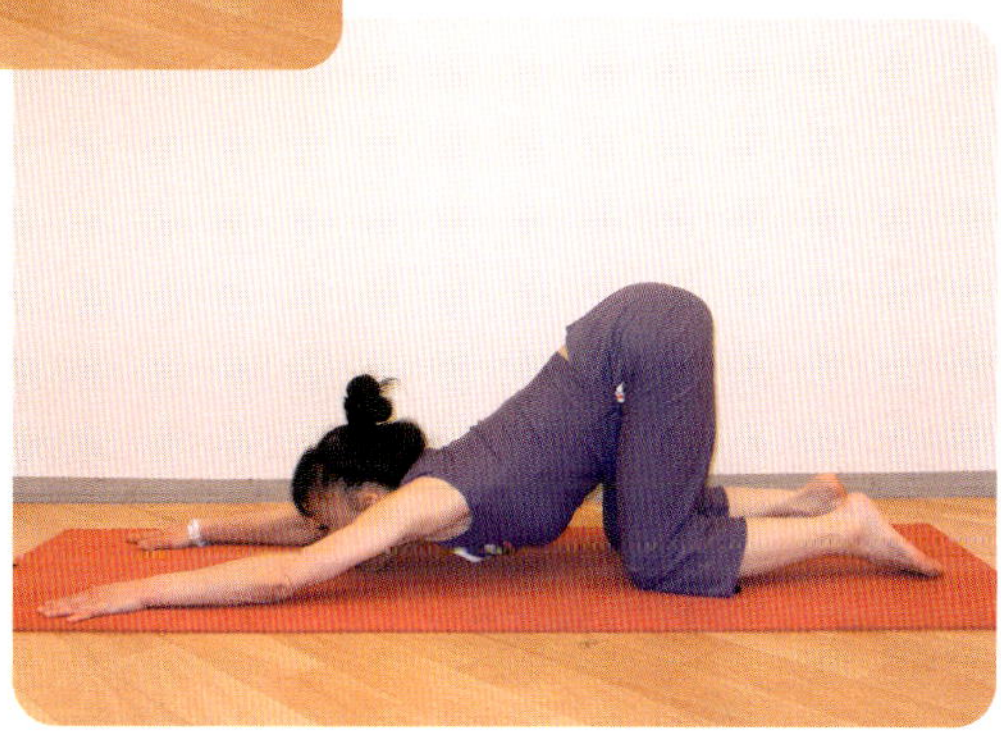

息を吐きながら手の平を前に伸ばすと同時に、胸を大地に近づけ、尾てい骨を天に向けていきます。
息を吸いながら、あごを前に突き出しさらに胸を開きながら、肩を大地に近づけるように押していきます。
呼吸を続けながら保持。
視点は鼻先です。

2 息を吸いながらテーブルのポーズに戻ります。

Point 猫が伸びをしているイメージです。

【猫のポーズ】

3 呼吸を続けながら手先を
膝のほうに向けます。
※きつい方は手先は正面でOK

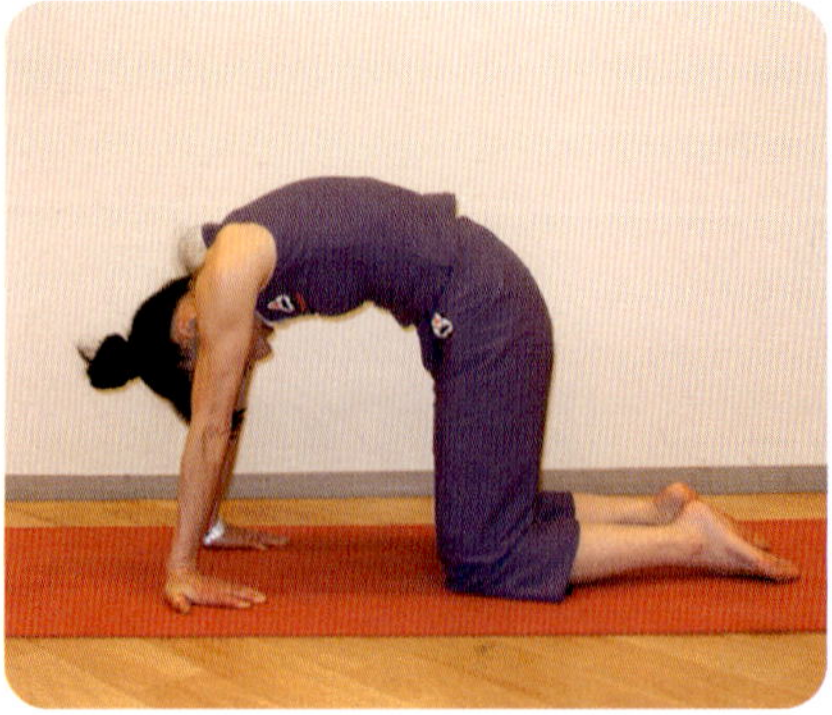

4 息を吐きながら手足に
力を入れるようにしてお腹を
へこませ、背中を丸めていきます。
頭を両腕の中にいれ、
おへそを見ます。
そのまま呼吸を続け保持。

Point 肩甲骨と肩甲骨を
離すようにして
背中を大きく
開きます。

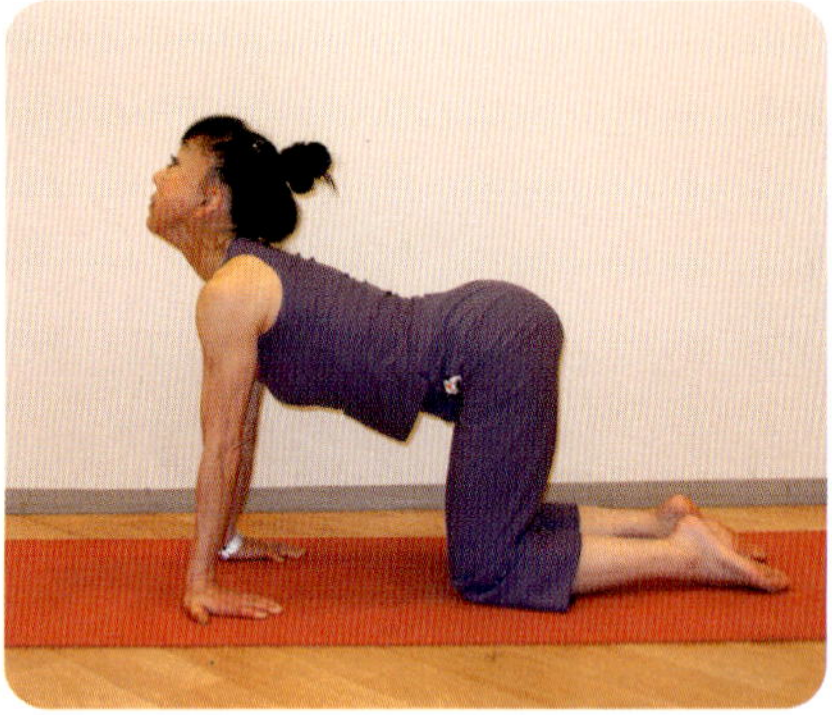

5 引き続き息を吸いながら
頭を後ろにそらせ、
胸を大きく開き、
呼吸を続けながら保持。
視点は第三の目です。

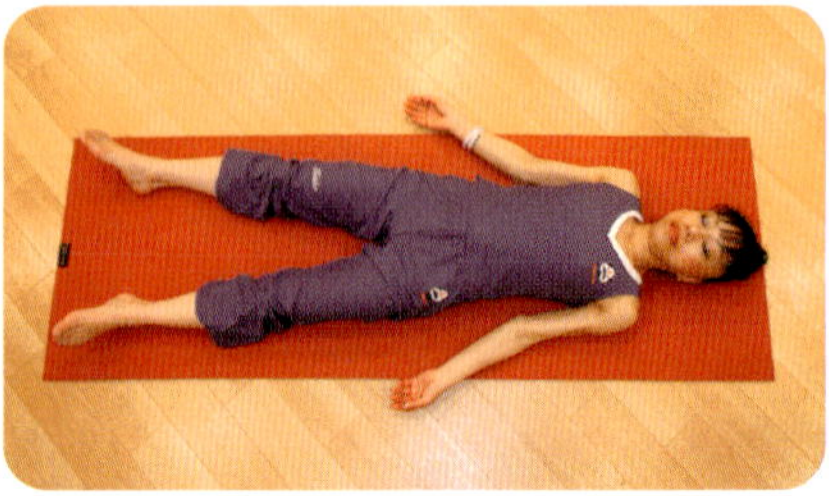

6 金剛座に戻り、
無空《なきがら》のポーズ※で休みます。
※ここからのアーサナは最後に
無空のポーズで休みます。
大地に仰向けになり目を閉じ、
足を開き、腕は手の平を上に
して体から少し離します。
呼吸はゆったり自然に行います。

asana【英雄座】

DVD

効果

足首、膝、股関節を柔軟にして、美しい足をつくる。
ホルモンバランスを整え、生理痛、冷え性に効果。

1

金剛座で座ります。両足のかかとを開いてお尻の横につけます。
※ここできついと感じたら、まず右足を伸ばして片足ずつ行ってください。

2

息を吐きながら右ひじ、左ひじの順で後ろに仰向けになっていきます。

3

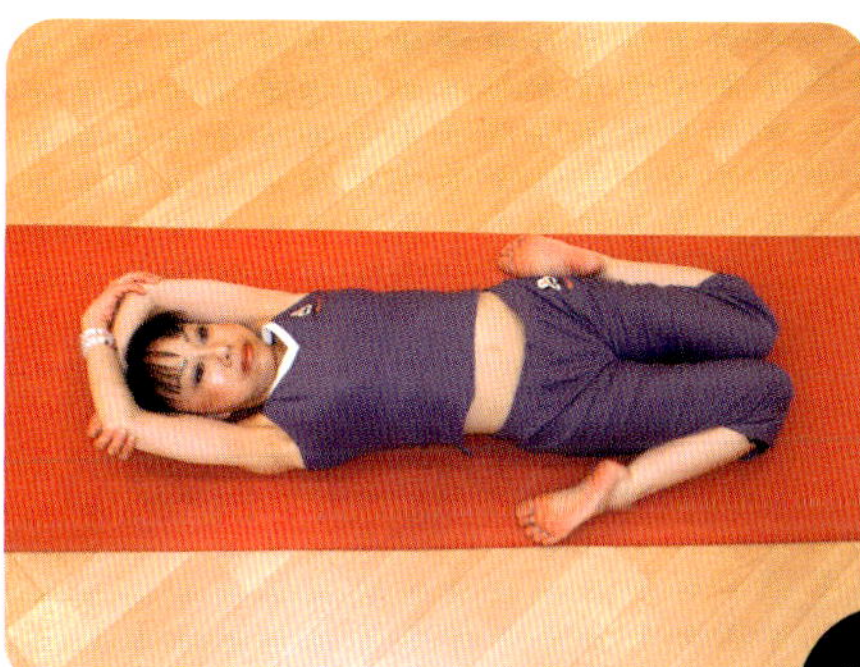

完全に仰向けになったら、呼吸を続けながら、
両手をかかとの上に乗せ保持(40秒)。
視点は天です。さらにできる方は両手を
頭上の大地へ伸ばし、両ひじを持ち、
さらに上体を引き伸ばします。
片足ずつ行っている方は、
ゆっくり起き上がって
足を変え行ってください。

Point

膝が開かないように注意して、
背中と大地の間に隙間が
できないようにします。

4

両手で補助しながらゆっくり起き上がります。

asana【合蹠《がっせき》のポーズ】

DVD

効果 | 性腺ホルモンの分泌を促し、美肌をつくる。
足腰を美しく整える。

1

両膝を外に開きながら、足の裏を合わせ、かかとを体に引き寄せながら
足先を両手でつかみ、両膝を大地につけるようにします。

2

息を吸いながらゆっくりと上体を伸ばしていきます。
大きく胸を開き、頭の重みで首と胸が気持ち良く伸びていくようにしましょう。

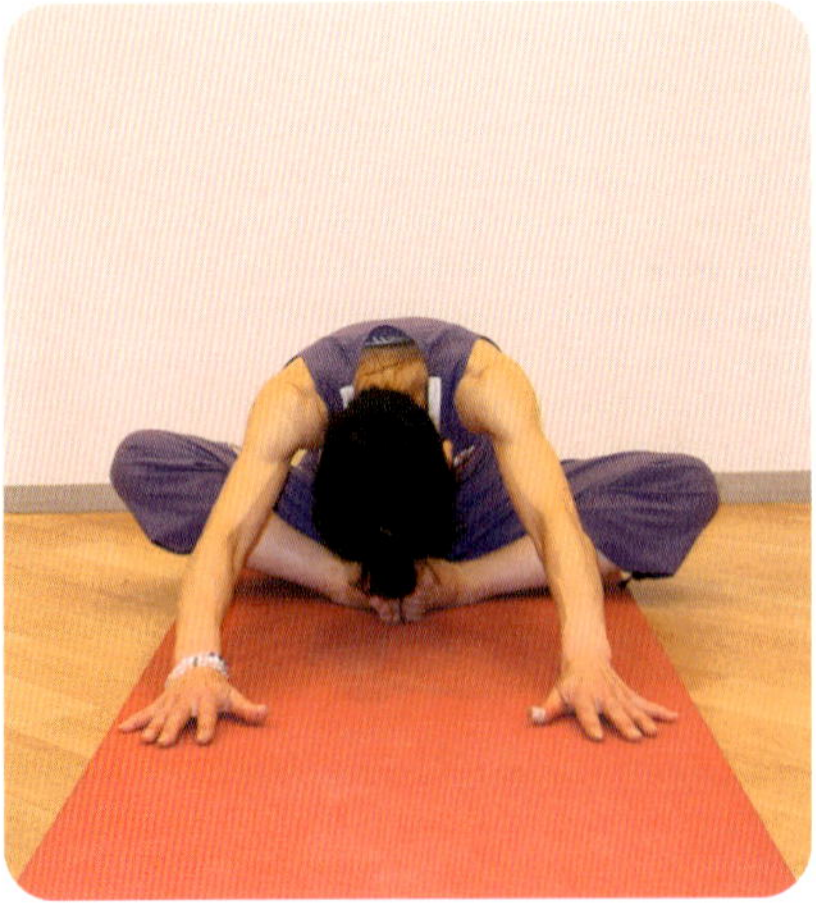

3

息を吐きながら、
あごを突き出すようにして、
背中を伸ばしながら、ゆっくりと
前に倒していきます。
さらに両手を前に出し
お腹、胸、あご、額の順に
大地に近づけていきます。
呼吸を続けながら
気持ちの良いところで保持（30秒）。

4

息を吸いながらゆっくり上体を起こして、
戻し終わったところで息を吐きます。

asana【ピラミッドのポーズ】

DVD

効果
肩・背中のこりをほぐす。偏頭痛、イライラの解消。
記憶力が良くなる等の効果も。

1

足を腰幅の2.5倍ほど開いて腰に手をあて、息を吸いながら胸を大きく開き、
吐きながら上体を前に倒していきます。
できる方は、手の人差し指と中指で足の親指をしっかりつかみます。
※きつく感じたら少し膝を曲げ、膝の上、大地に手をついてもかまいません。

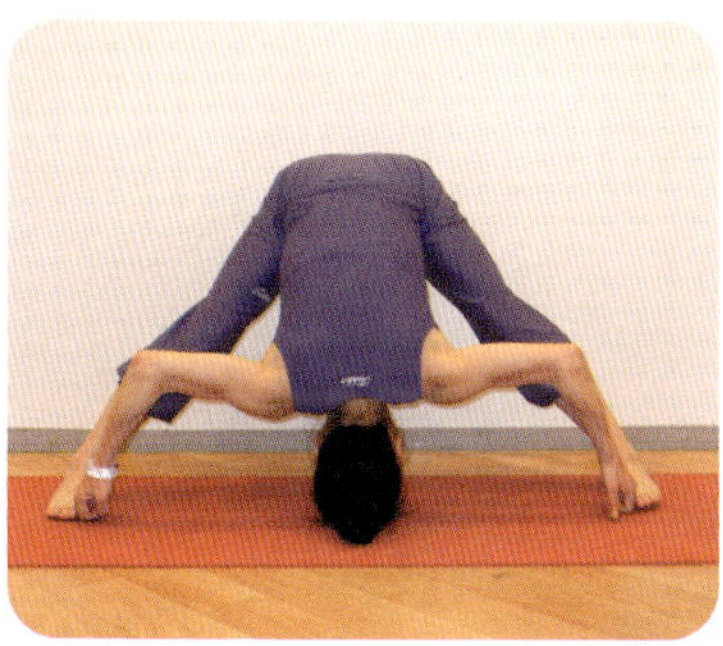

2

一度息を吸いながら
背骨と頭を持ち上げ、
息を吐きながら頭の頂点が
大地につくまで倒し保持。
視点は第三の目です。

3

息を吸いながら少し上体を引き上げ、
そのまま息を吐き、両手を足から離し、手を腰骨にあてます。
息を吸いながら上体を戻します。

4

引き続き、腰の後ろで親指と人差し指を立てるように手を組み、息を吐きながら上体を前に倒し、
組んだ手は頭の後ろの大地を指すようにして保持。
吸いながら少し上体を引き上げ、吐きながら両手を腰骨に。吸いながら上体を戻します。

asana【頭の上をたたくポーズ】

DVD

効果 | 偏頭痛、イライラの緩和。

背筋を伸ばして、安楽座か金剛座で座ります。
どちらの手でもかまいません。
軽く握りしめた拳を、鼻から額を通ったまっすぐの線と
両耳を結ぶ線が交差する点の上におき、そこを軽くたたきます。
気持ち良いと感じる力で10回を1セットで2〜3回行います。

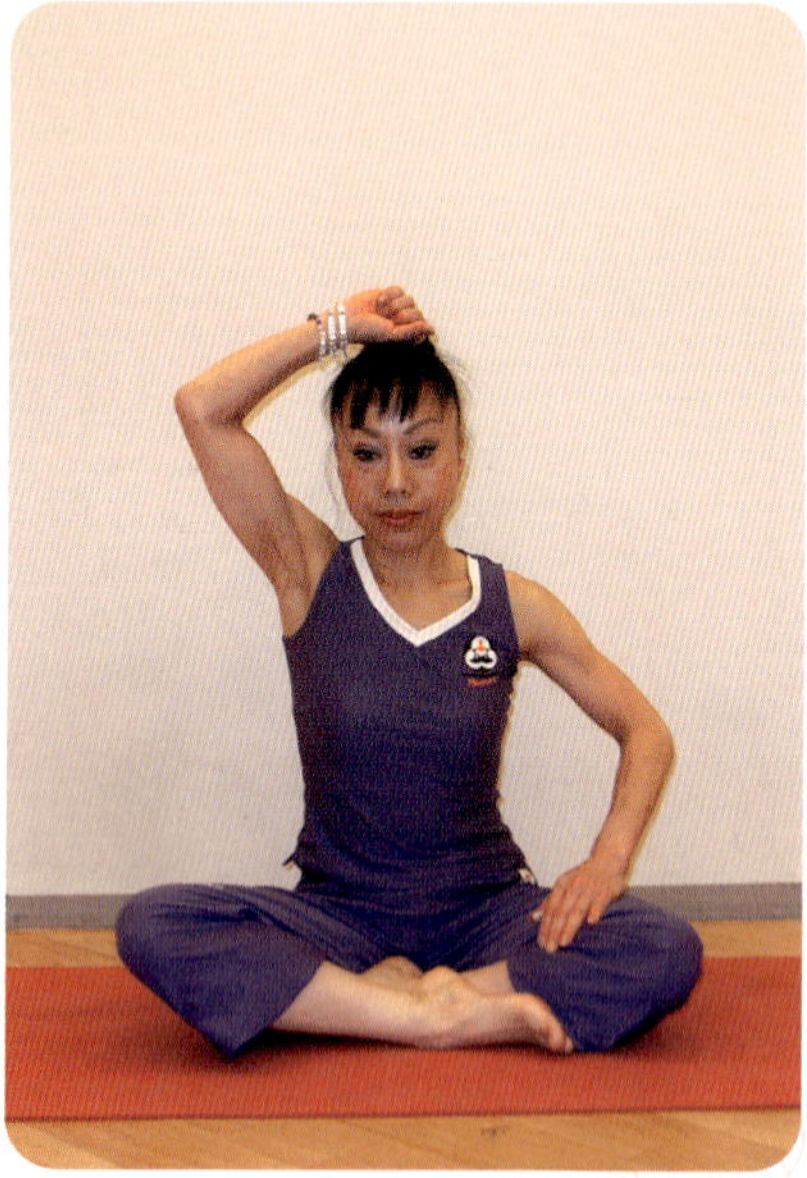

DVD

asana【安楽呼吸法】

呼吸により、左右のバランスの取れた肉体と精神をつくる。

1

大地か椅子に楽な姿勢で座ります。背筋を伸ばしましょう。

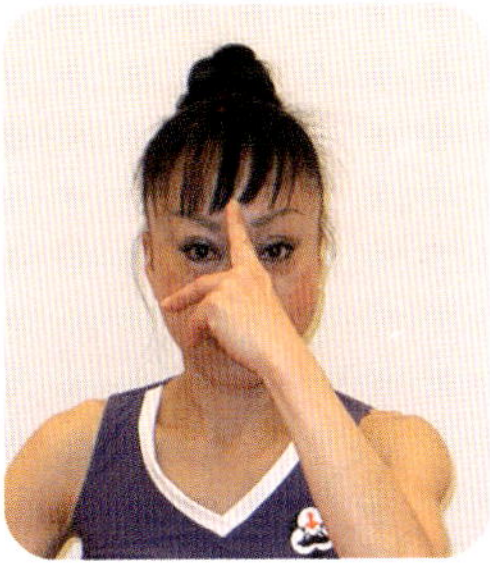

2

右手で行います。まず、右人差し指を
眉間に当てて、親指で右鼻腔をふさぎます。
中指は左鼻腔の上で鼻穴を
ふさがないようにしておきましょう。

3

左鼻腔から息を吐き出していきます。ここで少し息が止まります。
再び左鼻腔からゆっくり息を吸っていきます。

4

吸い込んだら中指で左鼻腔をふさぎます。頭を下げ喉を締め、会陰を締め、
同時にお腹も締めます。このとき両鼻腔がふさがれている状態なので、息を止めます。
ゆっくり五つ数えたら頭を元に戻し、親指を離して、右鼻腔からゆっくり息を吐き出していきます。

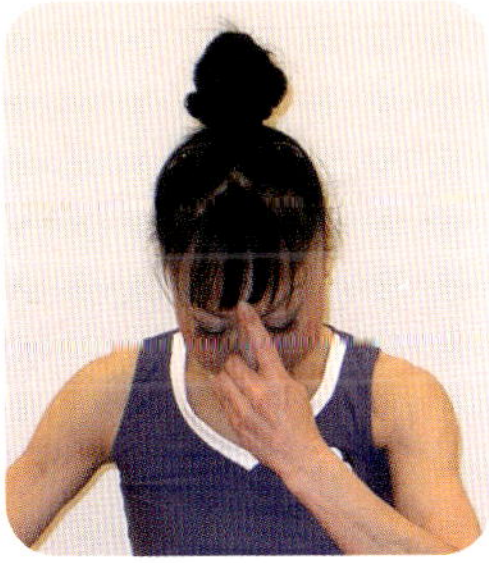

5

吐き切ったら再び右鼻腔から
息を吸い込んでいき、吸いきったら
親指で右鼻腔をふさぎ、
4の要領で息を止めます。
左鼻腔から息を吐き出し1サイクルです。
5サイクル続けましょう。

ディヤーナ（瞑想）

「瞑想」という言葉を辞書で引くと「目を閉じて心を鎮めて思いにふけること」と示されています。瞑想というと、なんとなく宗教色がかった雰囲気を感じ、不思議で理解しがたいと考えられる方も少なくありません。しかし瞑想は古代から目に見えない世界や意識できる自分（自我＝エゴ）を超えた本来の自分（大きな自分）を知るための大切な方法だったのです。

4千年以上前からインドでは「ヨーガ＝瞑想」でした。日本でも瞑想は奈良時代から現代まで悟りの方法として伝えられています。瞑想とは心の世界を知る方法であり、本来のヨーガの意味は瞑想にあったといってもいいのです。

ヨーガにおいて、瞑想は感情を安定させるのに必須の方法と考えられています。私達の心と体が本来ひとつの有機的なつながりであるように、ヨーガの中のポーズと瞑想はひとつのものなのです。瞑想は、現代においてストレスにより分離しがちな心と体を結び、自分の内部にある豊かな可能性を開花させ、新たな道を切り開いていけることに目覚めさせてくれる方法です。

しかし、心身が非常に落ち着きなく、アンバランスな状態である限り、瞑想を正しく行うことはできません。大切なのはリラックスして行うことです。

瞑想の効果

瞑想を行うと、心身ともにリラックスしてストレスが解消され、心が落ち着いてきます。自分自身を見つめ、観察し、自分自身の魂という内的世界と、現実社会という外的世界との両方に適応する力が高まります。いかなるときも平常心で、冷静な判断、行動ができるようになり、さらに豊かなイメージがわいてきて、想像力、創造力も活性化されてきます。

肉体的には瞑想中は、酸素消費量、心臓の血流量、心拍数の減少などが起こり、生活習慣病や慢性病にも、効果的といわれています。

精神面と肉体面の効果

精神面

・心身のリラックス
・ストレス解消
・心の落ち着き・整理
・冷静な判断能力
・豊かな心の形成

肉体面

・酸素消費量の減少
・心臓の血流量の減少
・心拍数の減少
などが起こり
生活習慣病、
慢性病にも効果的

↓

心と体への大いなる効果

瞑想の基本

瞑想の始まりは、まずイメージすることです。心を鎮め、目を閉じ、全身の力みを抜き、リラックスすると無意識のイメージが広がってきます。何か必死に考えたり思い出したりせずに、ゆっくりとした深い呼吸に集中するようにしましょう。

イメージの進め方

目を閉じ、正面の空間に大きなスクリーンがあるように想像します。そのスクリーンに写し出されるイメージを第三の目（眉と眉の間2センチ位上）で見るようにします。この第三の目は霊眼と言い、永遠や絶対を見ることのできる眼と言われていて、見ているものの内面を見ることのできる心の眼です。

イメージするときは、良い、悪い、美しい、醜い、などといった判断や区別、価値を与えないで、浮かんできたものをあるがままに見るようにしましょう。好き、嫌いなどの感情を入れるのもやめましょう。ただそのものを素直に見ることです。たとえば心のなごむ風景や物、場所などの肯定的な対象を選んでイメージを広げていきます。

この瞑想を繰り返すことによって、明るく健康でポジティブな自分が内面から感じられるようになり、やがて現実がそのように変わってくるのです。

Yoga Nidra（ヨーガ・ニドラ）

サンスクリット語である「ヨーガ・ニドラ」は、直訳すると「ヨーガ的眠り」になります。ただし、普段の睡眠とは異なり、意識は起きたまま体だけを眠らせる特殊な眠りです。ヨーガ・ニドラはインストラクターの声に従って「眠る」練習をします。

仰向けになってリラックスし、体の各部分を順番にゆるませながら、イメージにより、心と体を明るく元気にそして穏やかに、安らかに変化させていきます。実際に眠ってしまっても構いません。練習を繰り返すと次第にスムースにイメージを開花させていくことができます。

スピリチュアル・ヨーガでは、最後にニドラによるリラクゼーションを行います。美しい音楽と語りにより、さらなる肉体と心の一体感を味わうことができます。

スピリチュアル・ヨーガのニドラでは太陽と月の光を体に取り入れながら「本当に

なりたい自分」のイメージを植え付けます。これによって、後の自己実現という効果が期待できます。

Yoga Nidraの効果

●リラクゼーション

慢性的に溜まっている体の疲れや、ストレスによる緊張が取れ、生命エネルギーが満たされます。

●心身の病気

精神的コンプレックスやノイローゼ、抑圧などを根絶し、精神的な要因が引き起こす多くの病気を改善します。

●不眠症

不眠症を改善し、深い眠りをもたらします。

●若返り

肉体的、エネルギー的、精神的に若返ります。

●精神の目覚め

記憶力、集中力、想像力、創造力が高まります。

ヨーガ・ニドラはさまざまなテクニックからなるヨーガのひとつで、肉体を調整する「アーサナ」、呼吸を使ってエネルギーを高める「プラーナ・ヤーマ」、感情を安定させ、心と体の一体感を得る「瞑想」などと同じように、「ポジティブに生きること」を目的としています。

Chapter4

スピリチュアル・ヨーガ的な生き方

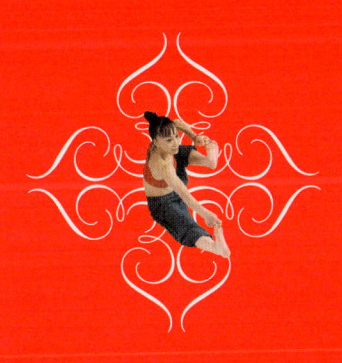

ストレスやイライラに負けない
——ポジティブパワーで運と幸せを引き寄せる

気楽に生きる

前にもお話しましたが、ヨーガを行うときは「無理しないこと」が大切。歯を食いしばり無理をするのではなく、「気持ちの良いところまで、心地の良いところまで」がいいのです。スピリチュアル・ヨーガでは執着しないことを学びます。執着を捨て、平静な心で生きていきましょうという教えなのです。

でも「執着をなくしましょう」なんていうと、今度は執着しないことに執着してしまうもの。では、どうするか⁉ とっても簡単です。まずは、思い煩うことなく、気楽に生きるということです。

あなたにとても好きな人がいたとしましょう。ずっと思いを寄せているのにぜんぜん振り向いてくれません。あなたは落ち込み悩みます。彼が好意的に話しかけた相手に嫉妬したりして、人生が真っ暗闇に感じます。でもある日、彼があなたに声を掛け、食事に誘ってくれたとしましょう。今までの真っ暗闇は一瞬で幸福感に包まれることでしょう。こんなふうに私たちの心は一瞬で変わるのです。幸せな気持ちも不幸な気持ちも一瞬で変化します。オセロゲームのように。太陽の動きで日があたったり、日陰になったりするように、自分次第でいとも簡単に変わるのです。思い込みで変化するのです。

般若心経ではお釈迦様が舎利子（お釈迦様の弟子）にこう申されています。

舎利子　色不異空　空不異色　色即是空　空即是色　受想行識　亦復如是

たとえば、光り輝くシャンデリアの下にロウソクを一本ともしてみましょう。その光に気づく人はほとんどいないでしょう。でも真っ暗闇の中でロウソクを一本ともしたらどうでしょうか。その光はたちまち美しくあたりを照らすでしょう。ロウソクは気がつかない明るさでもあり、とても美しくあたりを照らすものでもあるのです。

ぬるい湯に手をつけたとき、あなたはもの足りなさを感じるかもしれません。でも氷水に手をつけた後、ぬるい湯に手をつけたらとても暖かく心地良く感じることでしょう。このように人間の感覚も思いも、状況によって変わるのです。それはあってないようなもの。それが「空」なのです。

無理せずヨーガを続けていると、心が落ち着き、ゆったりとして気持ちにゆとりがもてるようになります。この楽な感じが執着を捨てるということにつながっていきます。日常生活も気楽にいきましょう。

心のバランスをとる

心が乱れたときに気楽になりましょうといっても、最初は難しいかもしれません。日々の生活の中では、いつもゆったりと気楽にとはいかない事態に直面することも多いものです。かくいう私も仕事に追われ、大慌てということがときにはあります。そんなときは、わざとゆっくり話したり、行動したり。逆の行動をとることで、乱れた心のバランスをとります。

これは人間関係でも応用できます。たとえば、苦手な上司や同僚、近所の奥さんなどなど。自分に対して反感を持っているように思える人や失礼な人、どうしてもつきあわなくてはならないのに好きになれない人がいたら、思い切って「大好きです」と言ってみてください。たとえ相手に聞こえなくても、言葉にしてみるだけで、プラスのエネルギーが出てきます。

人は発散するエネルギーによって周りに集まるものが変わります。明るくいきいきとした言葉のエネルギーを発している人には、そういう人々が集まります。逆に恨んだり、嫉妬したり、悪口や愚痴ばかり言っている人には似たもの同士が。意地悪集団が群れをなして人をいじめているなんて光景をよく目にしませんか？　だからいやな相手に対抗したり、仕返しなんて考えないこと。そうしたマイナスのエネルギーは必ず自分に返ってきます。

はじめはもちろん「苦手」を「好き」だなんて、本心からは言えませんが、それでも気にせず言い続けてみましょう。ついでににっこりと微笑んで、口角をあげてみてください。私たちの心と体はつながっているとお話ししましたが、にっこり笑いながら腹を立て続けるのは難しいものです。さらにできれば、その人のいいところを見つけ出し誉めてみる。これは効果が絶大で、自分の気持ちだけでなく、言われた本人も劇的に変ります。そのうちに本当に嫌いじゃなくなるから不思議なものです。

それでもどうしても苦手な人がいる場合、あなたの心からそのいやな存在を消し去りましょう。そう、見透かすのです。この「見透かす」の意味は、その対象となるものを透かして見るようにすること。気にならなくなればいいのです。無視しろという意味ではありません。透明な空気のように見てみましょう。空気を見るのに目が吊り上がったり、目が泳いだりしないでしょう？　数億といる人類ですべての人とうまくいくなんて考えない方がいいのです。その中にはあなたのことを好まない人もいるでしょう。考えてみればあなたも同じではないかしら？　それがあたりまえなんです。悩む必要などないのです。

心がマイナスにかたむき、落ち込んだり、腹が立ったりしたときは、言葉や態度、表情だけでもプラスに振り戻してみてください。きっと心が楽になると思います。

ストレスやイライラに対処

仕事や人間関係などで、ひどいストレスやイライラを感じたとき、とっておきの方法があることをすでにご紹介しています。それはプラーナ・ヤーマ。呼吸法です。

「大変な失敗をしてしまった」「信じていた人に裏切られた」「仕事がうまくいかない」など、人間は恐怖心や不安を感じたとき、違和感を持つ人や物などに直面したとき、呼吸が荒く浅く早くなり乱れます。判断力も鈍り、感情的になり「あー、なんであのとき、あんなこと言ってしまったんだろう」とか、「どうしてあんなことをしてしまったんだろう」なんて後悔し、さらに落ち込むこともよくあります。

そんなことにならないように、ゆっくりと呼吸をしましょう。平静を取り戻し、冷静に判断する力が戻ってきます。ヨーガ実習を繰り返すことにより、呼吸法で自らの安定した心、精神を保つことが可能になります。

そしてもうひとつ。ピンチに陥ったら「自分を見つめる」ことを思い出しましょう。

これは私の話ですが、先日、とんでもない失敗をしでかしました。長い日数をかけて仕上げたプログラムのマニュアルがパソコンから消えたのです！（いえ、自分のミスで消えたのですが）。青くなってパソコンの販売元まで出向き、履歴を探したのですが、まあ結局なかったわけです。ショックはかなり大きく、とりあえず「お先にお暇します……」なんて、とぼとぼ帰宅しました。「あのとき、どうして上書きを確認しなかったのか！」「あー、あのとき電話に出たからだわ！」。いくら考えても後の祭り。すべて自分の責任です。

でもその夜、私はあることに気がつき笑ってしまいました。「淑子さん（私）はこの問題をいったいどうやって乗り越えるのか？」と客観的に自分を見ているもう一人の淑子さんがいて、それを見ている（3人！）自分に気がついたからなんです。何かすごくおかしくなって、嬉しくなって寝ちゃいました。だって、考えてみたら、大失敗とはいうものの、マイナスになったわけではないのです。スタートに戻っただけ。ゼロ地点に戻っただけで、数字的には失ったものはない。この問題を必ず解決している自分に、潜在意識の淑子さんは気づいていたんです。

翌日にはいつもより早く出勤。さくさくマニュアルを再制作しました。スタートに戻ったおかげで半分の日数でできました。内容も前よりよくまとまっていて素晴らしい！（自画自賛？）。

どんなに大変なことのように思えても、私たちには対処できる潜在能力があります。あせらず、慌てず、まずゆっくりと呼吸して、自分を見つめてみてください。ヨーガの呼吸法や瞑想法があなたの知性に働きかけ、本来持っている判断力や決断力、創造力をしっかりと目覚めさせ、解決に導いてくれるでしょう。素晴らしい「智慧」を持ったもう一人の自分が心の奥底に存在しているのです。

心と体を癒す私の方法

ヨーガの教え、ヤーマとニヤーマは精神と肉体の浄化を説いています。そこで、浄化のために私が取っているいくつかの方法をご紹介したいと思います。

肉体の浄化といえば、今、流行しているデトックス。すでに、日頃から解毒、体内浄化のための様々な方法を取られている方もいるのではないでしょうか。

私の場合は毎朝のチャイ。チャイに入れるたっぷりのショウガはデトックス作用がありますす。作り方は簡単。チャイの葉を牛乳で煮立てるだけ。火にかけるときにおろしショウガを加えます。チャイの葉は今では手に入りやすくなっていますし、おろしショウガはチューブ入りを使用（生だとすぐ腐ってしまいますから）。お手軽でお勧めの体内浄化です。

私はよくインドにいきますが、私がお世話になる聖地リシュケシは、毎食がベジタリアンカレー。カレーに使われるターメリック等の香辛料もデトックス効果が高く、新型肺炎サーズがアジアを中心に蔓延したときに、インドがほとんど感染者を出さなかったのは、その食生活のおかげだとも言われているそうです。実際に、インドで生活をすると体内浄化には目を見張るものがあります。毎食のベジタリアンカレーで腸内がすっきり。こうした香辛料使いも参考になります。

内面の浄化方法としては、お勧めはパワーストーン。こちらも今、様々な種類のものが簡単に手に入るようになっているので、もし気に入ったものがあれば手元におくのもいいのではないでしょうか。

レッスン以外ではほとんどパソコンの前に座っている私ですが、傍らには小さな籠に数個のアパタイト。ときどき取り出しては手の中で転がしたり、握ったりしています。アパタイトはマイナスイオン効果の高い石で、私のお気に入り。握ると不思議と心が落ち着き、頭が冴えてきます。普段から枕の中に忍ばせたり、バッグに入れたり。レッスンの時もそっと傍らに置いています。ミネラルウォーターには薬石を入れておきます。

ただ、パワーストーンも手入れが大切です。ときどき塩水で洗ったり、煮沸したり午前中は日光にあてたりしてください。くれぐれもホコリまみれなんてことにならないように。

幸せを引き寄せるスピリチュアル・ヨーガ

「勝ち組」や「負け組」という言葉をよく聞きますが、「負けるが勝ち！」――これこそが真実です。だって負けた経験のない人には負けた人の気持ちが分からない。負けた経験を持った人だからこそ、勝ったときの喜びもひとしおながら、負けた人の気持ちを良く理解し振舞うことができるのです。それはとても素晴らしいことです。

勝つことが悪いと言っているのではありません。執着を持たずに、ただ目標に向かって努力し、周りと助け合い、励まし合いながら得た勝利は、何にも代えがたい貴重な体験となります。でも、「勝つ」ことに翻弄され、周りを蹴落とし、「自分だけが」「あいつさえいなければ」とまるで何かにとりつかれたような気持ちに陥ってしまうと、いずれ心や体の崩壊につながります。確かに負けてしまうのは、少し気が滅入るけど、そこには勝った人がいるということ。そのことを自分のことのように喜べたらなんて素敵でしょう。負けるのもいいものです。あきらめずまたチャレンジすればいいのですから。

幸せそうにしていることで、私たちは幸せになるものです。いつもニコニコと微笑んでいて、心の底から周りの幸せを喜べる人は、その温かな優しさがそのまま返ってきます。あなたが発した、明るいエネルギーに触れた人々は、その明るいエネルギーを今度はあなたに向けて発します。地球は丸い。あなたの行いは引力によって必ず戻ってきます。引っ張られながら一周回って戻ってくるのです。それもパワーを増して！

ですからいつも人を妬んだり、悪口ばかり言っていればそれが戻ってきます。きっと身に覚えがある方もいるかもしれません。そもそもはじめにお話したように、私がなぜ本を出そうと思ったかというと、私自身がかなりの「執着人間」だったからです。人間関係も仕事も私生活でも「こうしたい！」「こうでなければならない！」「しなければならない」「なぜ理解してもらえないの？」「あの人がいるから！」。ずいぶんと精神的に滅入るキツイ生活を送っていたものでした。

その結果、その思いは自分に戻ってきました。地球を一周して威力を増して。どんどん戻ってきました。執着して自分の思い通りにしようとすればするほどうまくいかない。ヨーガを学ぶことで、そんな自分に気がつくことができたのです。

冒頭でお伝えしたあの経験があったからこそ今があります。精神的、心理的に追い詰められたあの環境に、今は心から感謝しています。あのとき、あんなに憎しみを感じた人たちに、本当に感謝しているのです。ありがとう、あなたがいたから私は今とても平安だと。

せっかくこの本を通じて皆さんと私の架け橋ができたのですから、ぜひとも幸せになっていただきたいと願います。でも「幸せ」って人それぞれですね。たとえばあなたが病に伏し、長い間歩くことすら困難な状況にいたとしましょう。元気に外を歩くことができたらどんなに幸せだろうと思うでしょう。そしてその数年後、願いが叶い、回復して元気に歩けるようになったとします。あなたは幸せな気持ちでいっぱいです。歩きながら道端の小さな花を見ては愛おしく思い、大空を見上げては「神様ありがとうございます」と言うことでしょう。しかし時間が経つにつれて、その幸せな気持ちは薄らぎ、あたりまえのことになるのです。

たとえば、大恋愛の末、あなたは結婚したとしましょう。愛する人と一生を共にするのです。幸せの真っ只中！　だけど数十年後――「口を利くのもいや」なんてことも。あのときの気持ちはどこへやら。これもよく聞く話でしょう。

あなたを取り巻く環境やあなた自身の意識によって、幸せな気持ちは簡単に変化するのです。だから「口を利くのもいやだ」なんていっていたご夫婦が、心の変化で新たな愛を見つけ出すこともできてしまう。人間って実に不思議な愛すべき生き物ですよね。

あなたの幸せは今ここにあります。あなた次第ですぐ手の届くところにあります。

あとがき

皆さんの中には、人生において奇跡的に命が助かった体験をした方もいらっしゃるのではないでしょうか?

私も数度体験しています。大きいものでは4~5回。高速道路で車が横転し、大破したことや、車ごと崖から落ち、逆さまに樹木にひっかかったこと、自宅に侵入してきた暴漢を殴りつけ撃退したこともありました(これら奇跡的な復活はいつか本に書きたいと思います)。その度にプツンというスイッチの切れるような音がし、「あっ、死んだな……私」と瞬間的に思うと、一瞬にして本のページをパラパラとめくるように自分の生き様が映し出されるのです。そしてなぜか不思議な力によって引き戻されているような感覚を体感します。何度も経験しているうちに、私は「生かされている」のだと思うようになりました。

今までの人生における体験、そしてヨーガとの出会い、ヨーガを通じて「人間とは、自分とは何なのか」「何のために生まれてきたのか」「何をやるために生まれてきたのか」「それは何なのか」「それにより何を学ぶのか」。探求すればするほど私の今やるべきことが少しずつ明確になってきました。

そして今、自分がやっていることに行き着いています。人が健康で幸せになるために、自分のできることをやっていこうと。

この本のたった数十枚を書くのに何ヶ月かかったでしょう。いつも体や口を使ってヨーガ・アーサナを指導したり、講話をしている肉体派だからかしら？　何十年もの経験を文字にするのは、けっこう難しいもので、書いては読み返すたびに、あれもこれも書かなくては読者の方が理解できないかもしれないとか、もっといいものを書き上げたいとか、いわゆる物書きに執着してしまっている自分を見つめ、苦笑してしまいました。

今はこれでいい。これがいい。書くことが必要なときは、また自然にやってくる。たった一人でも、この本を読んで元気になっている人のことを考えると嬉しくてわくわくしてきます。

私がこの世に生まれてきたのは、ヨーガをはじめとするフィットネスを通じて、一人でも多くの人が、健やかで明るく平安に生きていけるように導くことです。自分自身も人々と共に、心の成長をしていくと信じています。私にはまだまだ、学ぶべきことがたくさんありますし、チャレンジしたいこともたくさんあります。これから先が楽しみです。

どうぞみなさん、スピリチュアル・ヨーガを生活の一部として気楽にやってみてください。そして心身にいっぱいの幸せを感じ、幸せをグングン引き寄せてください。

若林淑子

スピリチュアル・ヨーガをバーチャルに体験！

若林淑子の

スピリチュアル・ヨーガ

いつまでも心と躯を美しく保つために

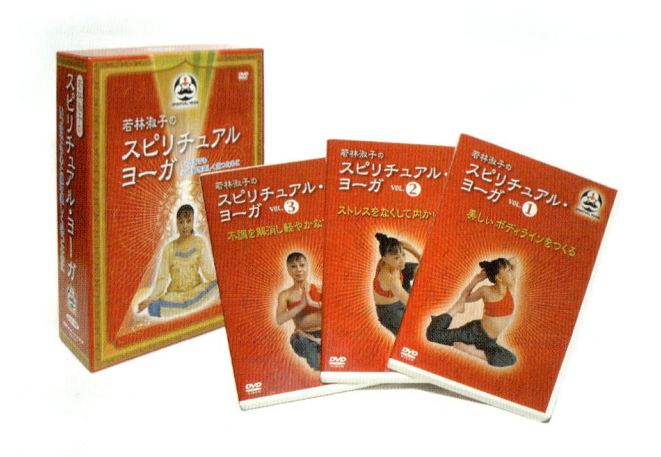

目的別に分かりやすく構成されたレッスン

スピリチュアル・ヨーガのすべてがつまったDVD3巻組

税込12,000円（本体11,429円）
発行・明治スポーツプラザ

【お問合せ・お申込】アートデイズ　http://www.artdays.co.jp
TEL:03-3353-2298 / FAX:03-3353-5887

日本初のヨガグッズブランド

yoga works
YOGA PRODUCTS

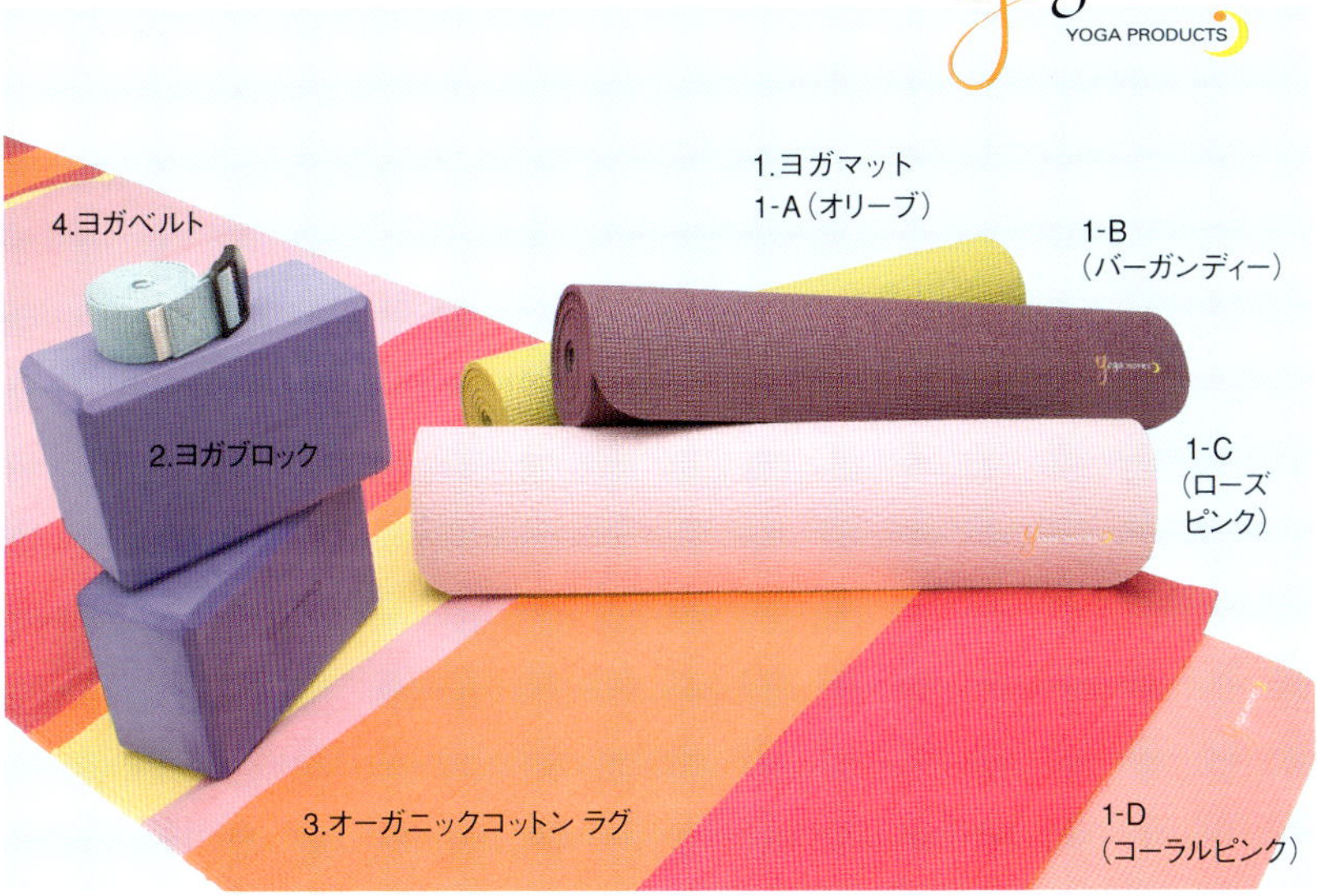

1.ヨガマット 6.0mm
サイズ／173cm×61cm×6.0mm
丸めた時の直径／約12cm　重さ／約1.3kg
素材／PVC素材（塩化ビニール）
価格／3,990円（本体価格3,800円）

A オリーブ　[YW11121-13]
B バーガンディー　[YW11121-09]
C ローズピンク　[YW11121-08]
D コーラルピンク　[YW11121-12]

少し厚めで安心のクッション。座りポーズや横になるポーズを快適に行えます。

2.ヨガブロックB
サイズ／23cm×15cm×10cm　素材／ EVA
価格／1,890円（本体価格1,800円）

パープル [YW11151-B02]

大きな目サイズなので、ポーズをとる際の補助具として抜群の安定感。

3.オーガニックコットン ラグ
サイズ／188cm×71cm
素材／オーガニックコットン
価格／6,090円（本体価格5,800円）

パパラチア [YW11171-01]

自然の恵みを受けた柔らかな風合いのオーガニックコットンラグです。

4.ヨガベルトC
サイズ／200cm×4cm　素材／コットン
価格／1,260円（本体価格1,200円）

パープル [YW11138-01]

握りやすい幅と使い易い長さにこだわった綿素材のヨガベルトです。

●申込み先
ヨガワークス YOGA WORKS.,INC
http://www.yogaworks.jp/
http://www.rakuten.co.jp/yogaworks/（楽天ショップ）　http://store.yahoo.co.jp/yogaworks/（ヤフーショップ）
電話／0120-92-4145　FAX／020-4623-9066　MAIL／info@yogaworks.jp

YOGA WORKS
ヨガワークスはヨーガ実践の最小単位としてヨガマットを捉え、その製造と原点に2003年にスタートした日本初・東京発のヨガブランドです。ヨーガを快適に実践する環境づくりと、そのはるか遠くまで、私達の想いは拡がっています。

幸せを引き寄せる　スピリチュア・ヨーガ
第1刷発行　2008年3月15日

著者／若林淑子
装丁・レイアウト／静野あゆみ（Harilon desing）
編集／黒井祐美
協力／（株）明治スポーツプラザ

発行人／宮島正洋
発行所／株式会社アートデイズ
〒160-0008　東京都新宿区三栄町17 四谷和田ビル3F
電話 03-3353-2298　FAX 03-3353-5887
http://www.artdays.co.jp

印刷所／図書印刷株式会社